DAS VENENSYSTEM

DES MENSCHLICHEN KÖRPERS.

VON

WILHELM BRAUNE.

ERLÄUTERNDER TEXT.

ERSTE LIEFERUNG.

DIE VENEN DER VORDEREN RUMPFWAND DES MENSCHEN,

BEARBEITET UNTER MITWIRKUNG VON

E. HURRY FENWICK, F. R. C. S. ENG.
ASSISTANT SURGEON TO THE LONDON HOSPITAL.

MIT 13 HOLZSCHNITTEN IM TEXT.

MIT UNTERSTÜTZUNG DER KÖNIGL. SÄCHSISCHEN GESELLSCHAFT DER WISSENSCHAFTEN.

LEIPZIG,
VERLAG VON VEIT & COMP.
1884.

☛ ***Die erste Lieferung von „W. Braune's Venensystem", zu welcher dieses Heft den erläuternden Text bildet, enthält vier in Farbendruck ausgeführte Tafeln in Imperial-Folio.***

DAS VENENSYSTEM
DES MENSCHLICHEN KÖRPERS.

DAS VENENSYSTEM

DES MENSCHLICHEN KÖRPERS.

VON

WILHELM BRAUNE.

ERLÄUTERNDER TEXT.

ERSTE LIEFERUNG.

DIE VENEN DER VORDEREN RUMPFWAND DES MENSCHEN,

BEARBEITET UNTER MITWIRKUNG VON

E. HURRY FENWICK, F. R. C. S. ENG.
ASSISTANT SURGEON TO THE LONDON HOSPITAL.

MIT 13 HOLZSCHNITTEN IM TEXT.

MIT UNTERSTÜTZUNG DER KÖNIGL. SÄCHSISCHEN GESELLSCHAFT DER WISSENSCHAFTEN.

LEIPZIG,
VERLAG VON VEIT & COMP.
1884.

Druck von Metzger & Wittig in Leipzig.

HERRN ALLEN THOMSON

IN DANKBARER ERINNERUNG

AN DIE INHALTREICHEN TAGE DES VII. INTERNATIONALEN
MEDICINISCHEN CONGRESSES

IM AUGUST 1881 ZU LONDON

GEWIDMET

VOM VERFASSER.

Vorwort.

Die vorliegenden Tafeln bilden die erste Lieferung eines Atlas, der das gesammte Venensystem des menschlichen Körpers umfassen soll. Mit Ausnahme weniger Copieen von meinen früher schon publicirten Venentafeln, welche die Gegenden der Hand und des Oberschenkels betreffen, sollen Originalabbildungen gegeben werden nach besonders hierfür angefertigten Präparaten.

Wir besitzen bis jetzt nur wenig Darstellungen des Venensystems, welche allen Anforderungen entsprechen. Namentlich ist bis in die neueste Zeit auf die Stromesrichtung und auf die diese bedingenden Ventilvorrichtungen in den Venen zu wenig Rücksicht genommen worden; dagegen hat man auf individuelle Bildungen der Venen vielfach zu grosses Gewicht gelegt. Es wird bei der vorliegenden Arbeit eine Hauptaufgabe sein, diese beiden Punkte eingehend zu berücksichtigen. Ich hoffe, dass es gelingt, durch wiederholte Injektionsversuche und Klappenbestimmungen der Kenntniss von der Venenströmung näher zu kommen.

Die zweite Forderung, die individuellen, wechselnden Erscheinungen von den constanten zu sondern, wird noch grösseren Schwierigkeiten begegnen; jedoch hoffe ich auch hier einen Schritt weiter zu kommen durch die Kenntniss der von den Muskeln und Fascien gebildeten Saugapparate, welche eine grosse Regelmässigkeit in der Anordnung der grossen Venenstämme zeigen, und ausserdem auch für die Anordnung der Lymphbahnen bestimmend zu sein scheinen.

Leider ist mir Sappey's Anatomie, Physiologie, Pathologie des Vaisseaux lymphatiques, considérés chez l'homme et les vertébrés (Paris, Delahaye

1883) erst nach Vollendung meiner Arbeit zu Gesicht gekommen, so dass ich diese Untersuchungen erst bei der nächsten Lieferung eingehend berücksichtigen kann.

Die Tafeln sind in natürlicher Grösse in Buntdruck hergestellt worden. Trotz der bilateralen Symmetrie wurden doch auf Tafel I, II und IV beide Seiten abgebildet. Ich glaube dadurch nicht etwas Unnöthiges oder Luxuriöses gegeben zu haben. Da die Symmetrie bei organisirten Körpern hauptsächlich das Wesentliche der Bildung, die zur Funktion gehörige Form betrifft, das physiologisch Unwesentliche aber mehr unberücksichtigt lässt, so wird die Betrachtung beider Seiten sehr wesentlich das Verständniss erleichtern.

Die künstlerische Vollendung der vorliegenden Tafeln verdanke ich der gewandten und zuverlässigen Hand des Herrn Maler Schenk.

Besonders aber habe ich mit Dank die Unterstützung zu rühmen, die mir Herr E. H. Fenwick gewährt hat. Von ihm stammt das schöne Präparat her, welches der Tafel I und II zu Grunde liegt.

Leipzig im März 1884.

W. Braune.

Venen der vorderen Rumpfwand.

Bereits im Jahre 1870 (Berichte der Königlichen Gesellschaft der Wissenschaften zu Leipzig vom 31. October 1870) habe ich über einen Saugapparat am Oberschenkel des Menschen berichtet, der, von den Fascien in der Gegend des Foramen ovale gebildet, bei Bewegungen des Beines, wie sie z. B. beim Gehen erfolgen, in Thätigkeit gesetzt wird und der Vorwärtsbewegung des Venenblutes dient. Die Wirkung dieses Apparates liess sich durch manometrische Messung nachweisen und äusserte sich auch in der Erscheinung der Venenanordnung in so fern, als von allen Seiten Venenstämme an diese Stelle herantreten und, wie die Richtung ihrer Ventile zeigt, ihren Inhalt dahin entleeren.

Aehnliche Verhältnisse finden sich, wie spätere Untersuchungen zeigten, auch an anderen Regionen des menschlichen Körpers, nämlich an bestimmten Stellen der Hand, des Vorderarms, der Achselhöhle, des Halses, des Fusses, des Unterschenkels und des Kniees.

Bei verschiedenen Gelegenheiten habe ich es ausgesprochen, dass die Anlage derartiger Saugapparate am menschlichen Körper eine sehr weitverbreitete Erscheinung ist, dass nicht nur an den angegebenen Stellen, sondern überall da, wo Muskeln und Fascien bei ihrer Spannung die von ihnen umschlossenen Hohlräume erweitern, eine Saugwirkung zu Stande kommt, und dass Venenzusammenflüsse mit charakteristischem Ramificationstypus sich daselbst vorfinden.

Aus gewissen Formen der Venenramification lässt sich daher auch auf das Vorhandensein derartiger Hilfsapparate für die Blutcirculation schliessen.

Eine weitere Eigenthümlichkeit an manchen von diesen fasciösen Apparaten zeigt sich darin, dass bei den Bewegungen, welche die betreffenden Fascien abwechselnd spannen und erschlaffen, auch die zuführenden Venenrohre durch wechselnde Spannung und Erschlaffung ausgedehnt und verkürzt werden. Auch diese Erscheinung, die namentlich an den Beugeseiten der grösseren Extremitätengelenke sehr deutlich in's Auge fällt, kommt der

Blutcirculation in den Venen zugute; sie wurde von mir in der Festschrift zum Jubiläum Ludwig's bereits besprochen.

Versieht man ein Gummirohr in bestimmten Abständen mit Ventilen, deren Grösse von dem Caliber und der Wandstärke des Rohres abhängig ist, so kann man Flüssigkeiten in dem Rohre heben, wenn man durch wiederholten Zug in der Längsrichtung das Rohr abwechselnd spannt und erschlafft. Durch den Zug wird das Rohr verlängert, zugleich aber auch die Wand desselben in Folge der Spannung widerstandsfähiger gegen die seitlich andrängende Luft, so dass keine entsprechende Verengerung des Rohres dabei zu Stande kommt. Es wird also durch den in der Längsrichtung des Rohres wirkenden Zug der Rauminhalt des Rohres vergrössert, und dadurch ein Saugraum geschaffen, wie bei einer Spritze durch das Zurückziehen des Kolbens. Aehnlich wie bei den Gummiröhren muss der durch die Bewegungen der Gliedmassen herbeigeführte Zug auch an den dehnbaren Venenröhren, und zum Theil auch bei den grösseren Lymphgefässstämmen wirken.

Früher kannte man als treibende Kräfte des Venenblutes nur den Druck vom Herzen aus durch die Capillaren hindurch, so wie den Druck der Flüssigkeit an sich selbst; denn man hat in den Blutgefässen ein System communicirender Röhren vor sich, in denen die Flüssigkeit jedesmal wieder steigen muss, wenn das Herz die obere Schicht davon abgeschöpft hat. Es kam ferner in Rechnung die Saugkraft der Lungen im Thorax. Man zog die Muskeln als die Venencirculation unterstützende Apparate nur in sofern in Betracht, als sie bei ihrer Contraction die zwischen ihnen gelegenen Gefässe zusammendrücken und deren Inhalt nach der Richtung der Ventile entleeren. Man wird jetzt zu diesen Factoren noch die erwähnten Saugapparate hinzuzählen müssen, und zwar als sehr wesentliche Hülfsapparate. Ich hoffe weiterhin zu zeigen, dass die saugende Thätigkeit der Muskeln und Fascien sehr energisch die Venencirculation befördert und nicht nur dieser, sondern auch der Vorwärtsbewegung der Lymphe zu Gute kommt.

Ich werde diese von Muskeln und Fascien gebildeten Apparate, welche sich als Hülfsmechanismen für das Herz erweisen, mit dem Namen der „Saugherzen" bezeichnen, um ein für allemal einen kurzen und bezeichnenden Ausdruck zur Hand zu haben.

Es wurde schon erwähnt, dass gewisse Formen der Venenramification auf das Vorhandensein solcher Saugherzen hinweisen. Wenn dem so ist, wenn dies Zusammentreffen zur Regel wird, dann drängt sich die Frage auf, ob und in wie weit diese Saugherzen bestimmend für die Entstehung derartiger Formen der Venenramification sind.

Eine erschöpfende Beantwortung dieser Frage erscheint mir vor der

Hand unausführbar. Ich werde mich darauf beschränken müssen, sie nur theilweise zu beantworten, und zwar im bejahenden Sinne. Es wird Sache der Entwickelungsgeschichte sein, die folgenden Andeutungen zu prüfen; denn sie allein kann entscheiden, ob die Erscheinungen, die sich gegenseitig zu bedingen scheinen, auch in der entsprechenden Reihenfolge nach einander entstehen.

Wie jegliche Flüssigkeitsströmung, so erfolgt auch die in den Venen vom Orte des höheren nach dem Orte des niederen Druckes hin. Dabei erfordert es die Nachgiebigkeit der weichen Gefässwände, dass der Druck in der Umgebung der Gefässe für gewöhnlich geringer sei als im Gefässrohre selbst, denn sonst würde eine Compression des Gefässes entstehen und das Lumen desselben abschliessen. Nur da, wo starre Wandungen die Venen umgeben, wo dieselben wie eingemauerte Canäle in den Organen liegen (Schädelsinus, Knochenvenen), oder da, wo der Druck der Umgebung nur auf kurze Zeit einwirkt, braucht dies nicht der Fall zu sein.

Der Druck der schwellenden Muskeln bei ihrer Contraction oder der Druck, welcher von aussen her, wie beim Tritt und Griff, auf die Venen des Hohlfusses und der Hohlhand wirkt, ist allerdings bedeutend stärker als der innerhalb der Venen. Er wirkt aber nur vorübergehend, so dass mit Nachlassen desselben die leer gedrückten Venen von der Peripherie aus sich wieder füllen können, und die gleichmässige Strömung wieder in Gang kommt.

Es sieht aus, als ob die Venen förmlich die Stellen niederen Druckes aufsuchten und ihnen nachgingen. Die Venen der Fusssohle und die der Hohlhand werden bei Tritt und Griff wie ein Schwamm wiederholt ausgepresst und entleeren dabei ihren Inhalt hauptsächlich durch das Skelettgitter hindurch nach Fussrücken und Handrücken hin, so dass es verständlich wird, wie auf den Dorsalflächen dieser Gliedmassen zahlreichere Venen sich finden als auf den Volarseiten. Aber auch da, wo kein so starker, von aussen her kommender Druck einwirkt, sammeln sich die Venen an den Stellen geringeren Druckes. An der Beugeseite des Vorderarmes bis zur Plica cubiti, an der des Unterschenkels bis zur Kniekehle, verlaufen mehr Venen als an den stärkeren Hautspannungen ausgesetzten Streckseiten. Es ist klar, dass die an der Streckseite des Kniees und Ellnbogens bei Beugungen auftretende Hautspannung der Venenströmung und Venenentwickelung sehr hinderlich ist, und dass sich dieser störende Einfluss des Druckes auch eine Strecke weit auf das Gebiet der Streckseiten des Unterschenkels und Vorderarmes äussert. Dieselbe Erscheinung zeigt sich an den ersten Interphalangalgelenken der Finger; denn bei starker Beugung derselben wird die Haut an der Streckseite blutleer und blass, und bei feingegliederten Händen ziehen die Venen im Bogen um die Gelenkhöhe herum.

In wie weit der venenreichere Sulcus bicipitalis internus am Oberarme und die venenreichere Innenseite des Oberschenkels günstigere Druckverhältnisse bieten als die entsprechenden, relativ venenarmen Aussenseiten, vermag ich noch nicht völlig zu übersehen. Sicher bietet die venenreiche Achselhöhle und Oberschenkelbeuge durch den geringen Druck, der daselbst vorwiegend herrscht und nur vorübergehend unterbrochen wird, ganz besonders günstige Verhältnisse gegenüber den Streckseiten dieser Gegenden, die durch Venenarmuth sich auszeichnen.

An den mächtigen Saugherzen der Ellnbeuge, Achselhöhle, Schlüsselbeingegend, Kniekehle und Schenkelbeuge sammeln sich förmlich die Hauptstämme der Venen von allen Seiten, selbst von weither, und gehen als Sammelstämme weiter in die saugenden Höhlen des Rumpfes, von denen die Bauchhöhle in hydraulischer Beziehung eine Art Vorhof der Brusthöhle bildet. Die colossale Menge von Venen in der Bauchhöhle, die am Foramen quadrilaterum des Zwerchfelles, da, wo die Lebervenen mit der unteren Hohlader zusammenfliessen, einen förmlichen Venensinus bilden, erfordert, dass die muskulösen Wände der Bauchhöhle eine genaue Regelung des intraabdominalen Druckes geben. Ich werde später noch Gelegenheit finden auf diesen Gegenstand näher einzugehen, und die Einwürfe zu behandeln, die meine Ansicht über die Druckverhältnisse in der Abdominalhöhle durch Schatz auf der Leipziger Naturforscherversammlung erfuhr. Hier muss ich mich auf die Bemerkung beschränken, dass die Bauchmuskeln nur bei bestimmten Verhältnissen einen hohen Druck erzeugen (Bauchpresse); dass der Druck in der Bauchhöhle bei gewissen Bewegungen, wie bei tiefen Inspirationen, und bei gewissen Stellungen negativ werden kann. Es kann auch ausnahmsweise vorkommen, dass bei abnormer Erschlaffung der Bauchmuskeln und in Folge des Zuges eines starken Fettpolsters bei Frauen, die wiederholt schwere Geburten überstanden haben, die Bauchwände so wenig Halt geben, dass eine sehr starke Druckverminderung in der Bauchhöhle eintritt und dass in Folge davon das Venenblut sich massenhaft in den Unterleibsvenen ansammelt wie in einem geräumigen, schlaffen Sacke. Die Folge davon ist, dass das Herz nicht genügend Blut mehr erhält und Herzbeschwerden eintreten, die erst beseitigt werden, wenn man durch Compressionsbinden die Bauchhöhle zusammenpresst und normalen Verhältnissen wieder nähert.

Nach Passage der Bauchhöhle einerseits, des Halses andererseits treten die Sammelvenen im Thorax an die Stelle des geringsten Druckes, wo sie nach ihrer Vereinigung den gewundenen Gefässschlauch des Herzens bilden. Das Herz liegt in einer Saugnische so von Wandungen umschlossen, dass dadurch nicht nur jeder Druck von Aussen her paralysirt, sondern auch eine sehr kräftige Saugwirkung erzeugt wird. Diese Wandungen, die

Lungen, das Zwerchfell, und selbst theilweise das Sternum, haben das Bestreben sich vom Herzen zu entfernen. Sie erweitern dadurch die Nische und erzeugen so die Saugkraft, die allerdings das erschlaffte Herz schnell wieder ausdehnt und füllt, aber auch dessen Musculatur bei der Contraction stark belastet.

Wenn also der Venenverlauf der Richtung abnehmenden Druckes folgt, so wird er auch diese letztere anzeigen müssen, und man wird im Stande sein, aus dem Verlauf der Venen, aus dem Ramificationsbilde, aus dem Zusammenfliessen von Zweigen zu Aesten, und aus der Vereinigung von Aesten zu Stämmen, also durch eine genaue Bestimmung der Venen und ihrer Klappen die Richtung ihrer Strömung festzustellen und damit das Verhältniss der Druckgrössen an verschiedenen Stellen des menschlichen Körpers erkennen.

Wenn sich also z. B. Venen finden, die von den Bauchdecken aus in die Abdominalhöhle hineinziehen, so wird man zu erwarten haben, dass der Druck innerhalb der Bauchhöhle wenigstens vorübergehend geringer ist als ausserhalb derselben, dass er also in der Bauchhöhle weniger beträgt als der einer Atmosphäre, die Bauchhöhle also eine wenn auch schwache Saugpumpe darstellt.

Und wenn sich zeigt, dass eine Anzahl von Intercostalvenen Abzüge nach der Achselhöhle haben, so wird der Druck in der Achselhöhle wenigstens zeitweilig, bei bestimmten Spannungsverhältnissen und Stellungen des Armes, geringer sein müssen als der innerhalb der Brusthöhle.

Es finden sich, wie schon erwähnt, am Körper eine Anzahl ganz besonders kräftig wirkender Saugherzen an der Schenkelbeuge in der Fossa ovalis, in der Achselhöhle, am Venenwinkel des Halses und unter den Schlüsselbeinen. Wenn wirklich die hier zusammentretenden Venenstämme in ihrem Verlaufe mit durch die Einwirkung dieser Saugapparate entstanden sind, so sollte man erwarten, dass auch Venen fernliegender Provinzen nach dieser Sammelstelle hingehen, Venen, die durch ihre örtliche Lage auf viel direkterem und kürzerem Wege zum Herzen gelangen könnten, dass also auch Provinzen ihren Inhalt dahin entleeren, die keine entsprechenden Arterien von diesen Regionen aus erhalten. Und das ist auch vielfach der Fall. Das Ramificationsbild an diesen Saugapparaten gleicht nicht völlig dem der Arterien. In die Oberschenkelvene ziehen von dem Blasenplexus Venen herüber, die schon von aussen her in das Becken eingedrungen waren; von den Intercostalvenen ziehen Abzugscanäle in die Achselvene hinein, also auch mit peripherem Verlauf, denen keine analogen Arterien entsprechen. Diese Venen nehmen sich wie Schaltstücke aus, die zwei Venengebiete mit einander verbinden und nach zwei Seiten hin den Intercostalvenen

Abfluss verschaffen, je nachdem der eine oder der andere Ansaugungsapparat kräftiger arbeitet.

Wie der Arterienhauptstamm diese Stellen passirt und höchstens eine Anzahl von Aesten daselbst abgiebt, zieht zwar auch ein Venenstamm durch diese Gegenden hindurch; dieser erhält aber eine solche Masse von Zuflüssen, dass ein Nebenstamm gebildet wird, der sich mit ihm vereinigt, nicht ein Venenast aufgenommen wird, den Arterienästen entsprechend.

An dieser Stelle ist auch die Plexusbildung der Venen zu erwähnen, da sie ebenfalls in ihrer Formation unzweifelhaft unter dem Einflusse der Druckverhältnisse steht. Die pathologischen Plexusbildungen variköser Venen treten da am häufigsten auf und finden da die stärkste Entwickelung, wo der hydrostatische Druck am mächtigsten ist, wie am Unterschenkel, sodass hier die dicht an einander liegenden ektasirten Venenstämme den Raum stark verengen. Aehnlich sind die Erscheinungen am Plexus pampiniformis des Samenstranges. Es sind dies die Stellen, wo schon normaler Weise die Venen reichlich angelegt sind und Plexus oder wenigstens diesen ähnliche Bildungen eingehen.

Die Plexus pampiniformes der Venae spermaticae internae sind ausserhalb des Inguinalcanales am reichlichsten entwickelt und nehmen in ihrer Mächtigkeit nach aufwärts der Abnahme des Druckes entsprechend schnell ab. Die Klappen, deren Zahl ausserhalb der Bauchhöhle ziemlich gross ist, fallen in der Bauchhöhle fast gänzlich weg.

Jedenfalls nimmt die Plexusbildung mit und in Folge der Vergrösserung des Druckes zu, wie dies auch die pathologische Bildung der Varicocele deutlich zeigt.

Die Vena spermatica interna ist für die Frage nach der Entstehung und Bedeutung der Klappen von besonderem Interesse. Henle (Gefässlehre, 2. Aufl., 1876, S. 328) sagt: „Das beredteste Zeugniss für die Herrschaft des teleologischen Principes in der Vertheilung der Klappen liefern die Venae spermaticae internae, die beim Weibe, wo sie innerhalb der Bauchhöhle verbleiben, klappenlos, beim Manne dagegen ausserhalb des Leistenringes klappenhaltig sind.“

Es wäre zu untersuchen, ob die Klappen schon von vornherein in den männlichen Venae spermaticae internae innerhalb der Bauchhöhle angelegt sind, oder ob sie sich erst unter der Wirkung des Zuges und Druckes nach dem Descensus testiculorum in dem ausserhalb der Bauchhöhle gelegenem Theile entwickeln. Letztere Annahme ist die wahrscheinlichere; bestätigt sie sich, so würde man der Kenntniss vom Entstehungsmodus der Klappen näher kommen.

Hinter dem Unterkiefergelenk in der Umgebung des Musc. pterygoideus externus liegt das starke Venengeflecht des Plexus pterygoideus, dessen Fortsetzungen an der Schädelbasis Zuckerkandl genauer beschrieben hat. Dieser Plexus sammelt den Hauptheil des Blutes der Arteria maxillaris interna, weicht aber in seiner Form sehr von dem Ramificationsbilde der Arterie ab.

Es muss an dieser Stelle, wo die Verschiebungen des Kiefergelenkfortsatzes mit den An- und Abschwellungen der Kaumuskeln, wo die Bewegungen der Pharynxwand so grosse Raumveränderungen erzeugen, wo die Theile bald nahe an einander rücken und dadurch die dazwischen gelegenen Organe stark pressen, bald weit auseinander weichen und ansaugend wirken, eine wechselnde Füllung und Entleerung der Venen, wahrscheinlich auch der Lymphgefässe, in grossem Maassstabe eintreten. Es ist zu vermuthen, dass der hier liegende Venenplexus in seiner Entwickelung durch diese mechanischen Momente besonders gefördert worden ist, und zu untersuchen, ob nicht an gleicher Stelle sich starke Lymphgefässplexus vorfinden.

Betrachtet man die Venenausbreitungen auf grösseren Flächen, wie z. B. auf den Magenwandungen, auf der Schädelfläche und dem Gesicht, auf der vorderen Rumpfwand, so erkennt man, dass das Bild der Venenverzweigung sehr beträchtlich von dem der Arterienramification abweicht. Während bei den Arterienverzweigungen dichotomische Theilungen mit sehr spitzen Winkeln, unter stärkerer Abbiegung des schwächeren Astes (Roux), den starken Druck der Flüssigkeit gleichsam abspiegeln und die Anastomosen der Zweige nur untergeordnete Erscheinungen bilden, zeigen die Venen zwar auch dichotomische Theilungen und lassen nie drei oder mehr Aeste von einem Punkte nach Art einer Dolde abgehen, aber das Bild ist doch ein ganz anderes, als das der Arterien. Die Venen laufen wie träge Wasserläufe mit geringem Gefäll in Windungen, zeigen nur geringe Caliberzunahme, theilen sich und vereinigen sich wieder, bilden Inseln und Plexus, zeigen aber vor Allem durch zahlreiche und mächtige Anastomosen mehr eine Netzbildung als eine Verzweigung, und nehmen in sehr wechselnder Weise, sowohl nach Einfallswinkel als Caliber verschieden, ihre Zuflüsse auf. Nur in der Nähe der Oberschenkelvene und Achselhöhle zeigt sich mehr der Charakter der Ramification.

Am Magen habe ich regelmässig Bilder erhalten, welche starke, mit einander zusammenhängende, im Caliber ziemlich gleichbleibende Venencanäle zeigten, in welche viele kleinere Venen rechtwinklig einmündeten, so dass man an Entwässerungsgräben mit einmündenden Drainageröhren erinnert wurde, Ramificationsbilder, wie sie die Arterien nie bieten, wie sie nur bei unregelmässig wirkendem und geringem Drucke zu Stande kommen können.

An dem Venennetze auf der vorderen Rumpfwand wird der Einfluss von Saugherzen auf die Maschenbildung später noch genauer besprochen werden. Es hat den Anschein, als ob durch die zahlreichen, allseitig vertheilten anziehenden Apparate der oberen Regionen die Netzmaschen gleichmässig nach allen Seiten hin ausgedehnt worden wären, während unten in der Nähe des Schenkels die mehr oder weniger nach einer Richtung wirkenden Saugapparate langgezogene, spitzwinklige, schmale Maschen erzeugen.

Aehnliches zeigen übrigens auch die Extremitätenvenen. Die ausgebreiteten subcutanen Venennetze derselben, die aus langgezogenen, spitzwinkligen Maschen bestehen, hängen in ihrer Bildung sicher mit dem prädominirenden Längenwachsthum der Extremitäten und den an ihnen arbeitenden, linear hintereinander geordneten Saugherzen zusammen.

Die Bildung der Venencirkel ist von mir schon früher bei der Beschreibung der Oberschenkelvene besprochen worden. Sie stellen Bogen dar, deren Enden auf einem grösseren Venenstamm stehen und durch diesen zum Cirkel geschlossen werden, so dass für ersteren eine Collateralbahn gegeben wäre, wenn nicht in den beiden Schenkeln Klappen lägen, die das Blut von dem neutralen Mittelstück des Bogens sowohl durch den einen wie durch den anderen Schenkel zum Hauptstamme hinführen können, die aber keine Passage durch die Gesammtlänge des Venenbogens bei normalen Verhältnissen gestatten. Als Beispiele solcher Bildung wurden angeführt der Circulus ischiadicus und der Circulus obturatorius. Schon an der Oberschenkelvene fanden sich mehrere solche Cirkel; seitdem aber habe ich diese Bildung an den verschiedenen Stellen des Körpers so weit verbreitet gefunden, dass ich sie für eine charakteristische Bildung des Venensystems überhaupt erklären muss. Man wird solche Bildungen auch an den Bauchdeckenvenen finden, namentlich aber, wie später genauer beschrieben werden wird, an den Intercostalvenen. Auch auf diese Bildung haben die Saugapparate ohne Zweifel bestimmend eingewirkt.

Der Gedanke lag nahe, und wurde auch gleich Anfangs von mir gefasst und wenn auch nicht publicirt, so doch ausgesprochen, dass diese Hülfsapparate der Muskeln und Fascien, von mir Saugherzen genannt, sowohl für die Venencirculation als auch für die Lymphbewegung wirksam sein müssen, und zwar für letztere in noch höherem Grade, da der Inhalt der Lymphgefässe noch weiter entfernt, ja fast abgeschieden von dem arteriellen Drucke liegt, als das durch die Capillaren direct damit zusammenhängende Venenblut, und auf seinem Wege noch grössere Hindernisse zu überwinden hat, als der Veneninhalt.

Man nahm früher an, dass die Muskeln einen wesentlichen Factor für die Bewegung des Inhaltes der Lymphgefässe bilden, jedoch nur in dem Sinne, wie man es für die Venen feststellte, dass jedesmal eine

Zusammenpressung der neben den Blutgefässen liegenden Lymphgefässstämme und eine Vorwärtsschiebung der Lymphe erfolge, wenn die benachbarten Muskeln sich zusammenziehen.

Ebenso wie die Fascienspannung an bestimmten Stellen das Venenblut ansaugt, muss sie auch die Lymphe ansaugen. Directe Beobachtungen haben diese Vermuthung zur Gewissheit erhoben.

Genersich (Bericht der Gesellschaft der Wissenschaften zu Leipzig, 1870) und später Lesser (ebendaselbst, 1871) zeigten an Hunden, dass durch passive Bewegungen der Extremitäten, durch wechselnde Beugungen und Streckungen, welche fascienspannend und fascienerschlaffend wirken, sehr viel grössere Lymphmengen gewonnen werden konnten, als bei ruhiger Haltung der Gliedmassen.

Stehen aber die Lymphgefässe unter dem gleichen Einflusse der Saugherzen wie die Venen, so lässt sich auch erwarten, dass ihre grösseren Stämme im Allgemeinen ähnliche Wege am Körper benutzen wie die Venen. Ebenso lässt sich vermuthen, dass alle die mit den Saugherzen zusammenhängenden Erscheinungen, wie Klappenanlagen, Plexusbildungen, Ramificationsarten, an den Lymphgefässen ein noch viel schärferes Gepräge zeigen, als die Venen.

Dies haben spätere Untersuchungen erst noch zu erweisen; es mögen aber schon jetzt einige Andeutungen erlaubt sein und einige Beispiele angeführt werden, die ich den bekannten Mascagni'schen Tafeln entnehme.

Nach Mascagni (Vasorum lymphaticorum corporis humani historia et ichnographia. Senis, 1787, Tafel VIII) verlaufen die Lymphgefässe in der Oberschenkelbeuge ganz ähnlich wie die Venen. Sie kommen von allen Seiten her, von den Bauchdecken herunter, der Genitalienhaut herüber, vom Oberschenkel herauf, um sich zu den in der Fossa ovalis gelegenen Lymphdrüsen zu begeben. Es ist sehr wahrscheinlich, dass ebenso wie die Schenkelvene der Hauptstamm für die Ueberführung des Blutes von der unteren Extremität zum Rumpfe ist, auch die Lymphgefässe des Schenkels hauptsächlich durch die im Schenkelcanale gelegene Drüse ihre Passage nach aufwärts nehmen.

Auf den Tafeln XXIV u. XXV, welche die Lymphgefässe der Achselhöhle darstellen, zeigt sich gleichfalls eine grosse Aehnlichkeit in dem Verhalten der Lymphgefässe mit dem der Venen. Auch auf die Anordnung der Lymphgefässe scheint sich demnach die saugende Einwirkung der Achselhöhle geltend zu machen. Ebenso kann man auch auf Tafel XIII und XIV an dem Verlauf der Lymphgefässe in Bauch- und Beckenhöhle viele Aehnlichkeiten mit der daselbst vorhandenen Anordnung der Venen erkennen.

Auf eine Untersuchung der von Bardeleben (Das Klappendistanzgesetz. Jenaer Zeitschrift für Naturwissenschaften. Bd. XIV. Neue Folge. VII.) angegebenen Klappenverhältnisse in den Venen habe ich mich nicht eingelassen, da es hier nicht darauf ankam, jede Klappe und jedes Klappenrudiment zu zählen, sondern vor allem festzustellen, welche Venenstämme überhaupt an der vorderen Rumpfwand vorhanden sind und in welcher Richtung das Blut in ihnen strömt. Um die Stromrichtung festzustellen, mussten Injectionen mit flüssiger und erstarrender Masse wiederholt und mit verschiedenem Drucke angewendet werden. Gelang es auch, mit dieser Methode zu einem sicheren Resultat in Bezug auf die Strömung zu gelangen, so wurde es doch dabei unmöglich, jede einzelne Klappe und jedes einzelne Klappenrudiment zu erkennen.

Wo Klappen durch Injection sich stellten und durch die unverletzte Venenwand hindurch sichtbar wurden, sind sie auf den Tafeln eingezeichnet worden, ebenso wie die, welche sich beim nachträglichen Aufschneiden der Venen zeigten. Ein ausdrückliches Suchen nach Klappen wurde nicht angestellt. Daher würde es mich nicht überraschen, wenn die von mir angegebenen Klappen an der Vena epigastrica und thoracica mit den Angaben Bardeleben's nicht völlig übereinstimmen, da ich vielleicht eine Anzahl von Klappenresten bei diesen Gefässen übersehen habe.

Nach Bardeleben (a. a. O., S. 514) ist die Angabe von Houzé de l'Aulnoit (Recherches anatomiques et physiologiques sur les valvules des veines. Thèse. Paris 1854, p. 27), wonach die Klappen fast beständig an der Einmündung collateraler Aeste sich befinden, durch Streichung des „fast" zu corrigiren. Nach Bardeleben liegt distal von jedem Aste eine Klappe, proximal von jeder Klappe mündet ein Ast.

Die Ausnahmen, welche bisher das „fast" motivirt haben, sind nach ihm nur scheinbare, durch secundäre Veränderungen herbeigeführte. Sie sollen sich sammt und sonders durch das Verschwinden, Zurückgehen einzelner Klappen oder durch das Eingehen oder wenigstens Kleinerwerden oder Kleinbleiben der einmündenden Aeste erklären. Wenn man sorgfältig untersucht, soll man stets unter der Einmündung eines Astes zum Mindesten Reste einer Klappe und über jeder Klappe eine freilich mitunter sehr feine Oeffnung eines Astes entdecken können.

Auch in Beziehung auf diese Angabe von Bardeleben über den Sitz der Klappen, mit welcher übrigens die Befunde von Friedreich über das Verhalten der Klappen in den Cruralvenen, sowie über das Vorkommen von Klappen in den grossen Venenstämmen des Unterleibes nicht übereinzustimmen scheinen, habe ich zu bemerken, dass recht gut feine Venenästchen oder Reste davon, die aus der Tiefe kamen, übersehen worden sein können, da die Untersuchung nicht darauf gerichtet war. Es finden sich hie und da auch auf meinen Abbildungen Klappen angegeben, wo kein Ast in den Venenstamm einmündet.

Von viel grösserer Wichtigkeit als die Angabe eines numerischen Klappenverhältnisses (Klappendistanzgesetz) ist die Thatsache, dass die Klappen der Venen mit der Zeit eine Rückbildung erfahren und zwar nicht nur bei längerer Dauer einer Venenausdehnung durch Stauung oder durch eine Varicositätenbildung, sondern überhaupt auch bei normalem Verhalten ohne solche directe Schädlichkeiten. Es ist dieser Erscheinung, die auch von Bardeleben (a. a. O., S. 512) erwähnt wird, bei Weitem noch nicht die allgemeine und eingehende Würdigung zu Theil geworden, die sie verdient.

Durch diesen Rückbildungsprozess, der nach Bardeleben übrigens regelmässig und schon sehr frühzeitig (3. Monat) beginnen soll, wird es verständlich, wie durch Wegfall einer Klappe auch unter Umständen eine Umkehrung des Blutstromes an manchen Regionen eintreten kann; wie ferner bei älteren Leuten Störungen und Beschwerden durch hydrostatischen Druck auftreten, von denen die Kinder mit ihren klappenreichen Venen nicht so betroffen werden. Kinder können deshalb in Körperhaltungen auch längere Zeit ungestört verharren, die Erwachsenen die grössten Beschwerden durch Venendruck verursachen.

Namentlich werden durch das Eingehen oder Insufficientwerden der Klappen, ein Rückbildungsprozess, der noch besonders durch die Wandveränderungen bei Varicositäten begünstigt wird, die Beschwerden durch den hydrostatischen Druck der langen Blutsäule mitunter sehr hochgradig.

Es wird später bei Beschreibung der tegumentosen Abdominalvenen erwähnt werden, dass die schwache Verbindung, die sich daselbst zwischen diesen Venen und der Pfortader findet, durch eine oder mehrere Klappen eine Richtung von aussen nach innen erhält. Gelingt es in seltenen Fällen auch in umgekehrter Richtung an dieser Stelle zu injiciren, so ist dies durch die Zurückbildung der betreffenden Klappen zu erklären, wenn nicht durch eine relative Insufficienz bei zu starkem Injectionsdruck. Ebenso wird eine Umkehrung der Stromrichtung hier eintreten können, wenn eine länger andauernde Stauung im Pfortadersysteme und dazutretende histologische Veränderung der Venenwand, wie sie bei der Varicositätenbildung auftritt, auf die Klappen einwirkt.

Die functionelle Bedeutung der als Saugherzen beschriebenen fasciösen Apparate und der Muskeln für die Circulation des Venenblutes und der Lymphe zeigt sich in sehr deutlicher Weise in den Störungen, welche auftreten, wenn die Saugherzen längere Zeit hindurch ausser Thätigkeit gesetzt sind.

Nichts ist peinlicher, und zwar eben durch die Venen- und Lymphstauung, als das längere Zeit hindurch gezwungene Verharren in einer bestimmten Stellung, z. B. andauerndes Stehen auf einer Stelle. Nichts ermüdet mehr als eine Nachtfahrt in einem vollbesetzten Wagen, wenn jede Lageänderung unmöglich ist.

Das Behagen, welches man dann fühlt, wenn dem Körper, besonders den Gliedern wieder freie Bewegung gestattet ist, wenn man die Lage beliebig und wiederholt verändern kann, ist auf Rechnung der frei werdenden Circulation in den Venen und Lymphgefässen zu setzen, deren Stockung durch Muskeldruck und Muskelsaugung wieder gelöst wird.

An den Venen haben namentlich ältere Leute, besonders wenn sie mit Varicositäten behaftet sind, stark zu leiden, wenn sie zu einer mehrwöchentlichen Ruhe auf dem Krankenlager gezwungen sind. Es stellen sich dann leicht Stockungen der Venencirculation ein, welche trotz der horizontalen Lage der betreffenden Extremität immer schlimmer werden, Schmerzen und Anschwellungen, schliesslich entzündliche Prozesse erzeugen können. Sie lassen sich nur durch Muskelbewegung, durch systematische Benutzung des Druckes und der Saugung derselben bessern und beseitigen. Es ist nichts fehlerhafter und gefährlicher, als bei Venenentzündungen an den Beinen die absolut horizontale Lage des Körpers in's Unbestimmte zu verlängern, namentlich bei älteren Leuten. Durch Verminderung des hydrostatischen Druckes wird nur ein Theil der Schädlichkeiten gehoben, die Circulation kann durch dauernde Ruhe nicht vollständig wieder in Gang gebracht werden; hier müssen Muskelbewegungen mit helfen, um durch Entfernung des stauenden Blutes die entzündeten Organe zu entlasten.

Gleiches gilt für die Lymphgefässe. Auch hier setzt die erfolgreiche Therapie mit der Benutzung des Muskeldruckes und der Muskelsaugung ein.

Die Effleurage wird bei der Massage geübt (Busch, Allgemeine Orthopädie, Gymnastik und Massage. Ziemssen's Handbuch der allgemeinen Therapie, II. Bd. 2. Theil. Leipzig. 1882. S. 39 u. ff.) durch centripetales Streichen, welches beide Hände mit der vollen Handfläche abwechselnd über den kranken Körpertheil ausführen.

Bei der Massage à friction arbeiten die Fingerspitzen der einen Hand mit kräftigen, ellipsoiden Reibungen von der Peripherie zum Centrum aufsteigend, während die Fingerspitzen der anderen Hand denselben in streichender Bewegung folgen.

Die Petrissage ist die Durchknetung der Theile. Man erhebt zwischen den Daumen und den vier anderen Fingern beider Hände eine Falte der kranken Gewebe, der Haut und besonders der Muskeln, und indem man diese Falte stark drückt, arbeiten die beiden Hände in entgegengesetzter

Richtung zur Längsachse des Gliedes und schreiten auf diese Weise langsam zum Centrum fort.

Das Tapottement besteht in Klopfungen, welche am kranken Theile durch die Finger oder durch besondere Klopfapparate mitgetheilt werden. Im Anschlusse hieran werden auch Hackungen und Sägungen mit dem ulnaren Rande der Hand und Klatschungen mit der vollen Handfläche ausgeführt.

Was ist das alles Anderes, als die Beseitigung der Stagnation der Flüssigkeiten durch passive Bewegungen, durch Spannungen und Erschlaffungen der Gewebe, die durch wechselnden Druck und Stoss hervorgebracht werden, Spannungsverhältnisse, wie sie sonst regelmässig durch Muskelaction hervorgebracht werden?

Die Venenmassage gilt bis jetzt als unzulässig. Man fürchtet durch den Druck Thromben zu lösen, man fürchtet mit Recht durch starke Bewegungen oder durch gewaltsame Erhebungen der entzündeten Theile über das Herzniveau, gelöste Thromben in's Herz zu schwemmen. Man wird aber doch die Venenmassage nicht absolut verwerfen dürfen. Bei passiven Venencongestionen wird es sehr vortheilhaft sein, durch Ausstreichen der betroffenen Gliedmassen das Blut herauszuschieben und durch Gymnastik die Saugherzen in ihrer Venenblutbewegung zu unterstützen. Kennt man diese Apparate, so wird man sie auch therapeutisch benutzen lernen. Es ist Sache der Kliniker, die Indicationen hierfür festzustellen und die Technik auszubilden. Es ist ferner auch möglich, dass man durch wiederholte, regelmässige Bewegungen des Oberarms den Saugapparat der Achselhöhle benutzen lernt, um zu therapeutischen Zwecken die oberen Intercostalvenen und damit auch die in sie einmündenden Venen der Pleuren durch theilweise Entleerung bei Entzündungen zu entlasten, vielleicht intensiver, als man dies durch lokale Blutentziehungen bis jetzt erreicht hat.

Das subcutane Venennetz auf der vorderen Seite des menschlichen Rumpfes

(Tafel I und II)

findet sich auf den zwei ersten Tafeln nach einem Präparat abgebildet, welches unter mehreren ausgesucht die normalen Venenformen besonders deutlich zeigte. Es war der Körper eines kräftigen jungen Mannes, der sich selbst durch Verbluten den Tod gegeben hatte, so dass die leeren Venenrohre Abschnitt für Abschnitt sich durch locale Injection gut füllen liessen. Durch die Stauung der flüssigen Injectionsmasse (lösliches Berliner Blau mit Glycerin und verdünntem Alkohol) liessen sich auch an sehr kleinen Venenstämmchen die Klappen oder die ventilartig wirkenden Einrichtungen an der Mündungsstelle kenntlich machen.

Das subcutane Venennetz an der Vorderwand des Bauches findet sich zwar schon mehrfach abgebildet, z. B. in dem Atlas von Nuhn, Tafel VII; in dem von Bourgery, Angéiologie, Pl. 81; aber doch nicht mit hinreichender Genauigkeit wiedergegeben. Namentlich solche venöse Netzformen, wie sie M. J. Weber auf der vorderen Rumpffläche in seinem bekannten Atlas abbildet, habe ich nie gesehen. Die Angaben über dies Capitel in den Lehrbüchern sind jedenfalls sehr spärlich.

Henle, der sehr sorgfältig die Literatur bearbeitet hat, beschränkt sich auf die Angabe, dass die Venae mammariae internae und epigastricae inferiores paarweise die gleichnamigen Arterien begleiten und gleich diesen in der Bauchwand anastomosiren, und in jedem Intercostalraume mediale und laterale Aeste aufnehmen, von denen die ersteren mit den entsprechenden Venen der anderen Körperseite in der Medianlinie Netze bilden, die letzteren sich mit den Intercostal- und Lumbalvenen bogenförmig vereinigen. Auf Seite der venösen Bahnen komme indess noch das Netz der subcutanen Venen in der vorderen Rumpfwand hinzu, um die Verbindungen zwischen den Stämmen der oberen und unteren Körperhälfte zu vervielfältigen. (Henle, Gefässlehre S. 337, II. Auflage, 1876.)

Hyrtl giebt in seiner topographischen Anatomie, VII. Auflage, 1882,

Bd. I. S. 734 u. 735 an: „die Vena epigastrica externa (tegumentosa) communicirt theils mit den Venae intercostales und mammariae internae, theils mit den Ramificationen der tiefliegenden Vena epigastrica interna inferior und entleert sich in die Saphen- oder Cruralvene, deren Stromgebiet sie mit jenem der Schlüsselbeinvene in Verbindung bringt. Sie wird in jenen Fällen varikös getroffen, wo der Rückfluss des venösen Blutes in der unteren Hohlvene durch Obliteration oder Compression von benachbarten Geschwülsten aus gehemmt ist.

„Schon Haller kannte die nie fehlenden Anastomosen der Venae epigastricae mit dem Pfortadersystem. Sie existiren in Form feinster Zweigchen, welche aus der Bauchwand längs des runden Leberbandes zur Porta hepatis ziehen und sich daselbst in den linken Pfortaderast entleeren. Werden die Pfortaderverzweigungen in der Leber theilweise oder völlig unwegsam, so wird das im Stamme und in den beiden primären Zweigen der Pfortader gestaute Blut sich andere Auswege suchen. Es wird dasselbe namentlich die oben erwähnten Verbindungsgefässe zwischen der Pfortader und der Venae epigastricae dergestalt ausdehnen, dass sie im Stande sind, das vom Zutritt zur Leber ausgeschlossene Pfortaderblut in die Venen der Bauchdecken zu führen, von welchen es dann durch die Vena epigastrica superior und inferior in das Stromgebiet der oberen und unteren Hohlader geschafft wird. Hierbei werden sich diese Venen in solchem Maasse ausdehnen müssen, dass sie als blaue dicke und mehr oder weniger geschlängelte Stränge durch die Haut des Unterleibes hindurch gesehen werden, und besonders um den Nabel herum ein riesiges varicoses Geflecht bilden, dessen strahlig verworrenes Aussehen ihm den Namen Medusenhaupt verschafft.“

Nach diesen Angaben wird wohl die wichtige und constante Verbindung der tiefen epigastrischen Venen mit dem Pfortadersystem erwähnt, dagegen nichts über die Lage der Anastomosen, über die Klappen, über die Verbindung zu den Venen des Proc. xyphoideus noch zu der Vena axillaris mitgetheilt. Es könnte ferner scheinen, als ob vom Nabel aus nach allen Seiten hin Venenäste ausgingen, da von der pathologischen Erscheinung des dort sich bildenden Medusenhauptes als von einem strahligen, verworrenem Geflecht gesprochen wird; ferner, als ob die Vena epigastrica tegumentosa eine regelmässige Collateralbahn für die Vena cava inferior bildet. Es wird sich aber zeigen, dass eine solche Annahme für normale Verhältnisse nicht zulässig erscheint, da Klappen vorhanden sind, welche einer solchen Strömung entgegen wirken.

Am vollständigsten und am meisten meinen Befunden entsprechend sind die Angaben von Luschka (Die Anatomie des menschlichen Bauches, 1863. S. 129. 130):

„Ausser einer bald einfachen, bald doppelten [?] Vene, welche dem Laufe der Hauptäste der bezüglichen Arterie folgt, und mittels eines jedenfalls einfachen Stämmchens gewöhnlich in das obere Ende der Vena saphena major einmündet, vorher aber häufig durch ein schräg medianwärts aufsteigendes Gefässstück mit einer in der Mittellinie der Regio hypogastrica zur Rückenvene des Penis oder der Klitoris tretende Vene anastomosirt, besteht noch ein weitmaschiger Plexus venosus subcutaneus abdominis, welcher theils mit den oberflächlichen Venengeflechten der Brustwand, theils mit eben solchen des Beckens in vielfachem Zusammenhange steht, so dass er also das Blut nach verschiedenen [?] Richtungen hin abzuleiten im Stande ist. An vielen Stellen der vorderen Bauchwand, welche durch Spältchen in der Aponeurose des Obliquus externus, in der vorderen Wand der Vagina rectoabdominalis und in der Linea alba bezeichnet sind, steht das subcutane Venennetz mit Zweigen der Epigastrica und durch diese mit dem Pfortadersystem in offener Verbindung."

Wie man sieht, wird aber auch hier von den Ventilen und deren Richtung, aus denen doch allein die Stromrichtung erkennbar ist, nicht gesprochen, ebenso wenig von den Formen des Netzes, noch von den Verbindungscanälen zum Sternum und zur Achselhöhle.

Nur bei Cruveilhier (Anatomie pathologique du corps humain. Paris 1829—1835. T. I. livr. XVI pl. VI.) und Rüdinger (Topographische Anatomie), finde ich eine Notiz über den langen Venenstamm, der von der Einmündung der Vena saphena magna bis zur Achselvene reicht und zwei weit von einander entfernt liegende Venengebiete mit einander verbindet. Es ist in hohem Grade auffallend, dass keiner der Anatomen diese so sehr in's Auge fallende Erscheinung genügend gewürdigt hat, und dies ist nur dadurch zu erklären, dass man wohl immer nur stückweise präparirte, Achselhöhle für sich, Bauchgegend für sich und voraussetzte, dass man es mit zwei getrennten Venenstämmen zu thun habe, deren Ramificationen und Zweige in der Mitte liegen. Bei Besprechung des Caput Medusae, des Falles, der als typisch für diese Erscheinung in den Lehrbüchern aufgeführt wird, giebt Cruveilhier an, dass die subcutanen Abdominalvenen, die hier kolossal dilatirt waren und durch die Nabelvene mit der Pfortader anastomosirten, aus zwei Aesten jederseits gebildet wurden, die wie gewöhnlich in die Vena saphena magna an der Fossa ovalis beiderseits einmünden, neben der Mittellinie nach aufwärts ziehen und mitunter bis zur Achselvene verfolgt werden können. Diese Venen sieht Cruveilhier für Collateralwege an, die sich bei Circulationshinderniss in den tiefen Venen vergrössern. Ferner sagt er in seiner Anatomie descriptive, Paris, 1834. T. III. p. 325:

„Les veines sous-cutanées abdominales doivent être rangées parmi les veines superficielles et supplémentaires, bien qu'il existe une petite artère, l'artère sous-cutanée abdominale, qui leur corresponde. Ces veines au nombre de trois ou quatre, auxquelles s'ajoute une veine de la region fessière, s'ouvrent tantôt par un tronc commun, tantôt par trois ou quatre troncs distincts dans la veine saphène, au moment où cette veine traverse l'aponévrose fémorale. Dans un cas d'oblitération de la veine cave, j'ai vu ces veines devenues très-considérables se continuer jusque sur le thorax et dans le creux de l'aisselle, où elles s'anastomosaient avec les branches cutanées des intercostales et des thoraciques. Dans un cas de persistance de la veine ombilicale, ces veines flexueuses avaient le volume du petit doigt. (Voyez Anat. pathol. avec fig. 18ᵉ livr.)"

In dem neueren Lehrbuche der Anatomie von Cruveilhier jun. finde ich keine detaillirten Angaben über diesen Gegenstand.

Rüdinger, Topographische Anatomie des Menschen, Stuttgart 1873, S. 20, beschränkt sich auf die Bemerkungen: „Gewöhnlich gehen die Venen der vorderen Brustwand Anastomosen ein mit den Achselvenen, den mittleren oberflächlichen Halsvenen und den Venen der Bauchwand." Ferner S. 22: „Die an der seitlichen Brustwand sich verästelnden Gefässe sind die Arteria und Vena thoracico-acromialis, eine schwache A. thoracica prima und eine ansehnliche A. thoracica longa, welche in Begleitung gleichnamiger Venen, von denen die longa durch starke Anastomosen mit den superficiellen Bauchwandvenen sich vereinigt, den grossen und kleinen Brustmuskel und den Serratus versorgen."

Bei dem starken Wechsel, den die Arteria thoracica longa in ihrer Ausbreitung bietet, da sie ergänzt wird durch den Ramus thoracico-dorsalis der A. subscapularis, genügt weder die Angabe von einer Begleitvene noch trifft sie das richtige Verhältniss. Die Vene, die ich als V. thoracico-epigastrica longa bezeichnet habe, bedeutet mehr als einen Abzugsweg für das Blut der A. thoracica longa. Sie ist ein selbständiges und dem entsprechend in ihrer Form viel constanteres Organ als die Arterie.

Rüdinger giebt übrigens S. 88 noch an, dass er eine besonders starke Anastomose zwischen der Vena epigastrica superficialis und der Vena thoracica longa gesehen habe.

Nach meinen Befunden bilden die subcutanen Venen an der vorderen Rumpfwand, Venae tegumentosae abdominales et thoracicae, ein grossmaschiges Netz, welches die Halsvenen, die Achselvenen und Oberschenkelvenen mit einander in Verbindung setzt und durch eine Reihe von in die Tiefe dringenden Aesten auch mit den Venae intercostales, mammariae internae, epigastricae profundae, der Pfortader (durch die Venae parumbilicales) und mit den Blasenvenen (durch die von Burow und Schiff beschriebenen Venen) anastomosirt. Diese Venen bilden ein zusammenhängendes Netz, in der Form völlig ungleich den Arterienramificationen und auch dem Inhalte nach ziemlich unabhängig von arteriellen Capillarzuflüssen. Nur hie und da finden sich den Venen entsprechende Arterien, aber auch diese nur von sehr untergeordnetem Caliber: Arteria thoracica longa, Arteriae epigastricae superficiales, Rami perforantes, Mammariae externae; und nur selten treten Spuren einer doppelten Venenanlage auf. Dieses Venennetz ist ausserordentlich klappenreich, so dass die völlige Füllung desselben durch Injection sehr erschwert ist. Die Klappen finden sich an den Mündungen kleinerer Aeste in einen grösseren oder an den Vereinigungsstellen zweier gleich starker Stämmchen, nur sehr selten mitten in einem Venenstämmchen selbst, vielleicht da, wo früher Aeste in die Stämmchen eingemündet hatten (Bardeleben). Auch da, wo kleinste Venenstämmchen rechtwinklig in die Maschen des venösen Netzes einmünden, fanden sich Ventile oder wenigstens ventilartige Vorrichtungen, die sich durch die Stauung der Injectionsflüssigkeit anzeigten; vielleicht waren es nur Vorsprünge in der Wand an der Einmündungsstelle oder schiefe Durchbohrungen der Wand.

Die Caliberverhältnisse dieser Venen weichen bedeutend ab von denen der Arterien; ebenso die Art der Astfolge. Während man bei diesen meist eine spitzwinklige, dichotomische Astfolge mit allmähliger Verjüngung des Calibers sieht, hat man hier vielfach mit einander in Verbindung stehende Bögen mit nahezu gleichbleibendem Caliber vor sich, in welche häufig bedeutend kleinere Aestchen rechtwinklig aus dem umschlossenen Gebiete einmünden; sie sind Entwässerungsgräben vergleichbar, in welche mit plötzlich wechselndem Caliberunterschied Drainageröhren einmünden, oder ähnlich den netzförmig zusammenhängenden Wasserläufen in Niederungen. Fast gleiche Formen zeigen auch die Venen auf Flächen anderer Regionen, z. B. am Magen; ferner auch am Schädel, sodass man sofort schon aus der Form des Netzes und den Caliberverhältnissen den venösen Charakter erkennen und bestimmen kann. Es sind dies Formen, die mit den Strömungsbedingungen und den Druckverhältnissen auf das Innigste zusammenhängen und erkennen lassen, dass nicht immer eine gleichmässige Strömung stattfindet, sondern dass dieselbe nach Zeit und Ort wechselt, je nachdem die abziehenden Saugapparate in Thätigkeit gesetzt werden oder nicht (siehe oben S. 5 u. ff.).

Die Abhängigkeit der Formen von den Saugapparaten zeigt sich auch sehr deutlich an den Bildungen des Maschenwerkes.

Da, wo das Venennetz über die Thoraxfläche ausgespannt ist, wo die untere Halsregion und die Achselhöhle stark wirkende „Saugherzen“ bilden und die gesammte Thoraxhöhle von der Tiefe her auf die Communicationswege ansaugend wirkt, wo also nach allen Seiten hin das Blut abgeleitet wird, und unter Umständen sehr kräftig angesaugt werden kann, finden sich unter der Wirkung eines allseitigen Zuges die Maschen von mehr quadratischer Form, also Maschen, die einer einseitigen Richtung entbehren. Auf den Bauchdecken zeigen sich andere Verhältnisse; denn hier wirkt die Saugkraft nicht so constant, und die wenigen Communicationsöffnungen sind nicht so einflussreich auf die Formbildung. Der Zug nach den Achselhöhlen und den Fossae ovales am Oberschenkel formt die Maschen in spitzwinklige gestreckte Felder um, die den Venen mit ihren Verzweigungen wieder mehr den Charakter der Ramification wie bei den Extremitätenvenen aufprägen. Das Venenblut fliesst, wie oben gezeigt worden ist, nach der Richtung des geringeren Druckes und die Venenformen bilden sich nach den Druckverhältnissen. Dem entsprechend sind die Communicationen des tegumentösen Netzes nach der Brusthöhle zahlreicher und mächtiger als die nach der Bauchhöhle. Sämmtliche Communicationen führen aber von der Oberfläche in die Tiefe der Rumpfhöhlen, wie die Klappen zeigten und vielfach wiederholte Injectionsversuche ergaben. Die Communicationen in die Bauchhöhle sind aber bei normalen Verhältnissen relativ ziemlich klein, namentlich nach dem Pfortadersystem und den Blasenvenen hin, während sie nach den tiefen Venae epigastricae inferiores hin zahlreicher und von grösserem Caliber zu sein pflegen. Es deutet also auch dieses Strömungsverhältniss darauf hin, dass der Druck innerhalb der Bauchhöhle mitunter schwächer ist als ausserhalb, also geringer als der Atmosphärendruck. Auf der Tafel I sieht man in der Gegend der Sternalränder bei den Zahlen 1—8 die zu den Intercostalvenen und den Mammariae führenden Venenstämmchen. Dieselben sind nach Zahl und Stärke ausserordentlich wechselnd, sodass in dieser Beziehung keine Seite der anderen und kein Präparat dem anderen vollständig gleicht. Constant ist nur, dass überhaupt an diesen Stellen Rami perforantes vorhanden sind, welche sowohl den Arterien als den Venen zukommen. In hydraulischer Beziehung ist es vollkommen gleichgültig, ob im ersten oder zweiten Intercostalraum die Hauptcommunication zur Tiefe stattfindet, oder ob noch weiter unten gelegene Intercostalräume dazu benutzt werden.

Ebenso wechselnd sind die über das Schlüsselbein zum Venenwinkel des Halses gehenden Venenstämme, ferner diejenigen, welche unter der Clavicula in die Mohrenheim'sche Grube zwischen Pectoralis major und Deltoideus eintreten.

Man wird zwar immer an diesen Stellen Venencommunicationen erwarten können, aber nie von gleicher Form und gleichem Caliber.

Viel constanter und gleichmässiger in ihrer Ausbildung sind die Venen, welche zur Seite des Thorax aus den Intercostalräumen heraustreten und unter Bildung eines oder mehrerer Sammelstämme zur Achselvene gehen. Bei 9 und 10, Tafel I sind solche Venen angegeben. Sie sind aber für die Betrachtung von vornher nicht gut deutlich zu machen und sind deshalb auf Tafel III u. IV noch besonders abgebildet. Späterhin sollen dieselben noch besonders besprochen werden.

Die römischen Ziffern I—V auf Tafel II zeigen die Stellen an, wo die subcutanen Bauchdeckenvenen Abzugswege in die Tiefe senden.

Dieselben sind nach Stärke und Lage möglichst genau nach dem Präparat gezeichnet worden, wechseln aber ziemlich bedeutend bei verschiedenen Individuen, und sind namentlich bei jugendlichen Körpern ausserordentlich klein. Auch hat man grosse Mühe mit der Injection und mit der Klappenbestimmung. Es kann sehr leicht durch eine Stauung der Anschein einer vorhandenen Klappe erweckt werden, da die Venen durch Lücken in der Aponeurose laufen, an den scharfen Rändern spitzwinklig umbiegen, und in Folge davon durch Zug oder zu starken Druck eine Verengerung erleiden. Die Communication bei IV führt in die Bauchhöhle hinein; nur ein Mal bei 15 Fällen kam es mir vor, als ob die Stromrichtung umgekehrt wäre. Ferner muss bemerkt werden, dass hier oft bei älteren Individuen die Klappen fehlen oder nicht mehr regelrecht functioniren, wie ja überhaupt mit dem Alter die Klappen eine Rückbildung erfahren und dadurch zu Beschwerden in der Venencirculation führen, an denen jüngere Leute nicht zu leiden pflegen. Auch muss erwähnt werden, dass mehrere Venen dargestellt sind, die in die Tiefe führen, ohne dass sie mit Nummern bezeichnet wurden. Es mag auch sein, dass vielleicht noch mehr Communicationen vorhanden waren als hier nachgewiesen und abgebildet wurden; denn es schien oft so, als ob an den Stellen, wo die Nerven heraustreten, auch kleine Venen mit passirten, dieselben waren aber so minimal, dass sie sich nicht ohne Weiteres als solche feststellen liessen. Auf keinen Fall möchte ich ihnen eine besondere Wichtigkeit zuschreiben, da keine von den pathologischen Ectasieen, die das Netz in vergrössertem und injicirtem Zustand zeigten, auf sie hinwiesen.

In dem Venennetz wurden einzelne Bahnen wegen ihrer Grösse und bestimmten Formation als hauptsächliche herausgenommen und besonders bezeichnet. Es waren dies folgende:

Die Vena epigastrica inferior tegumentosa, Tafel II, No. VIII, führt das Blut der Hautdecken aus dem Mesogastrium und zum Theil auch aus dem Hypogastrium nach abwärts zur Schenkelvene und mündet in dieselbe innerhalb der Fossa ovalis, direct oder durch Vermittlung der Vena saphena magna. Sie ist entweder selbstständig neben der Vena circumflexa ilium tegumentosa und den Venae pudendae externae und der

Vena thoracico-epigastrica longa, oder mit einigen von diesen Venen zusammen zu einem gemeinsamen Stämmchen vereinigt.

Die Stärke des Stämmchens, welches spitzwinklig aber auch vielfach rechtwinklig einmündende Aeste aufnimmt, deren Eintritt meist bei stärkerem Caliber eine Ablenkung der Stammesrichtung bedingt und gewöhnlich mit einer nach abwärts führenden Klappe versehen ist, wechselt ziemlich bedeutend. Diese bei den Arterien regelmässig auftretenden Erscheinungen der Ablenkung (Roux) kommen bei den Venen durchaus nicht so deutlich und allgemein zum Ausdrucke, wahrscheinlich in Folge des geringeren Druckes. Die Klappen finden sich fast nur an den Einmündungsstellen der zuführenden Aeste und sind sämmtlich nach abwärts gerichtet, der Zunahme der Aeste und Stämme an Caliber entsprechend.

Es wurde nie beobachtet, dass an gleicher Stelle zugleich zwei Aeste einmündeten. Nur an der Fossa ovalis senkten sich mehrere Venen direct in die Vena femoralis ein. Der dichotomische Charakter trat sonst überall an der Ramification hervor.

Die Aeste hingen vielfach unter einander, sowie mit denen der Nachbargebiete zusammen, so dass dadurch ein Netzwerk entstand, in dessen Maschen kleine Venenstämmchen des umschlossenen Gewebsgebietes rechtwinklig, mit scharfer Absetzung des Calibers einmündeten. Dies Verhältniss zeigte sich an allen Präparaten, welche angefertigt wurden, an manchen noch viel deutlicher als an dem, von welchem die vorliegende Abbildung genommen ist.

Ueber die Mittellinie hinweg ziehen mehrere Venen, welche die eine Vena epigastrica mit der anderen in Verbindung setzen; sie sind aber so mit Klappen versehen, dass sie neutrale Mittelstücke bilden (Indifferenzpunkte), von denen aus nach beiden Seiten hin das aufgenommene Blut abfliessen kann, und sie vermögen nur nach Ueberwindung oder Defect der Klappen das Blut von einer Epigastrica in die andere hinüberzuleiten. In der Umgebung des Nabels hängen die Gebiete der Venae epigastricae inferiores tegumentosae mit dem der Venae epigastricae inferiores profundae und durch diese sowohl als auch direct mit den von Burow und Schiff beschriebenen Venen zusammen, die zur Blase führen, als auch mit den Venae parumbilicales, die zum Pfortadersystem ziehen. (Tafel II. No. I. II. III. IV.)

Nach oben hin, etwa in der Höhe des Thoraxrandes, gehen die Gebiete der Venae epigastricae inferiores tegumentosae mit denen des Thorax und der Achselhöhle durch zahlreiche Anastomosen in einander über. Die Anastomosen bilden auch hier neutrale Gebiete, von denen aus das Blut sowohl nach abwärts als auch nach aufwärts fliessen kann.

Median von den Venae epigastricae liegen die Venae pudendae externae, welche das Blut von den Hautdecken der Genitalien fortleiten und zu den Schenkelvenen hinführen, und unter sich sowohl als auch mit den Epigastricae zusammenhängen.

Lateral liegen die Venae circumflexae ilium tegumentosae, entweder selbstständig oder durch Vermittelung der Venae epigastricae in die Vena femoralis einmündend. An ihnen erkennt man mitunter doppelte Gefässanlage neben einer Arterie. An den Venae epigastricae teg. habe ich die Erscheinung der Verdoppelung, welche Luschka (a. a. O.) erwähnt, nie gesehen. Ganz besonders ist aber eine nie fehlende Verbindung hervorzuheben, welche einen Kanal darstellt, der von der Vena femoralis an der Seite des Rumpfes bis in die Vena axillaris führt, und Vena thoracico-epigastrica longa tegumentosa genannt werden mag, um anzuzeigen, dass es sich bei dieser Vene um ein Schaltstück handelt, welches zwischen Vena epigastrica inferior tegumentosa und Vena thoracica longa eingefügt ist und dadurch die Achselvenen mit den Oberschenkelvenen verbindet. Es ist ganz gleichgültig, ob dieses Stück selbstständig neben der Vena epigastrica in die Fossa ovalis einmündet oder nicht, da es doch vielfach mit den Aesten derselben zusammenhängt. Eine selbstständige Einmündung würde nur eine tiefgehende Spaltung des Stammes der Epigastrica bedeuten. Diese lange Vene ist wohl das eclatanteste Beispiel eines Venencirkels, der sein neutrales Gebiet an der Grenze von Brust und Bauch hat, und an seinen Enden mehrfach Klappen mit entgegengesetzter Richtung trägt.

Die Vena mediana xyphoidea tegumentosa (nicht zu verwechseln mit der Vena epigastrica superior, der Fortsetzung der Mammaria interna) zieht von der Gegend des Nabels nach aufwärts und mündet auf der vorderen Fläche des Schwertknorpels mit aufwärts führender Klappe, Tafel I, No. V, in die Vena transversa xyphoidea. Sie hält sich wenigstens mit ihrem oberen Abschnitte nahe der Mittellinie des Körpers und hängt mit den an der Seitenwand des Rumpfes gelegenen Venen zusammen, ebenso wie ihr unteres Ende, das meist sehr schwach ausgebildet ist, zu den Venae parumbilicales in der Nähe der oberen Circumferenz des Nabels führt. An der Stelle, wo sie die Linea alba durchbricht, findet sich eine Klappe, die in die Bauchhöhle hineinführt, Taf. II. No. IV. Sie ist entweder ein einfacher Venenstamm oder besteht aus mehreren neben einander liegenden Stämmchen variabler Länge. Ihr Caliber ist meist unbedeutend, so dass sich eine Pravaz'sche Canüle nicht immer gut einbringen lässt. In der von Gull gegebenen Abbildung (p. 31) zeigt sie sich abnorm vergrössert. Man könnte also diese Vene, deren Bezirk die Regio epigastrica ist, auch als ein Schaltstück ansehen zwischen den Venae epigastricae inferiores tegumentosae und den Aesten der Venae mammariae internae vor dem Proc.

xyphoideus, und auch als Verbindungsglied mit den höher gelegenen Rami perforantes an den Rändern des Sternum betrachten.

Venae mammariae externae seu tegumentosae finden sich beim Weibe wie beim Manne in gleicher Anlage, und stellen Venen dar, die das Blut des tegumentosen Netzes auf der Vorderseite des Thorax nach der Achselhöhle sowohl, wie nach der Mohrenheim'schen Grube, zu den Venae axillares, subclaviae, aber auch zu den Venae jugulares internae und mammariae internae, ableiten.

Wie die Arterien, Arteriae mammariae externae, von der Axillaris, den Mammariae internae und den Thoracicae anteriores kommen und zusammenhängende Bögen bilden, die sich mit geringerem Caliber auch beim Manne nachweisen lassen und ihren Hauptzufluss von der Axilla aus über den Rand des Pectoralis major hinweg und vom zweiten Intercostalraume (meistens) erhalten, so laufen auch die Venenabzüge. Nur sind die Venenabzüge am Sternalrand stärker und zahlreicher als die daselbst heraustretenden Rami perforantes der Arterien. Auch gehen direct zu diesen Venen, die doppelt angelegt sind und die Arteriae thoracicae anteriores begleiten, Venenäste hin, so wie auch zu den Intercostalvenen, freilich oft weit entfernt vom Sternalrande durch das Muskelfleisch des Pectoralis hindurch. Auch hier werden Netze gebildet, in deren Maschen kleine Venenstämmchen aus dem umschlossenen Gebiet mit Klappen versehen meist rechtwinklig einmünden. An den Hauptstämmen erfolgt die Ramification nicht überall spitzwinklig, aber da wo eine Ecke an einer Masche sich befindet, ist dieselbe bedingt durch den Zug einer einmündenden Vene. In jedem Intercostalraum am Sternum führen Verbindungsvenen in die Tiefe, aber von sehr wechselnder Stärke, so dass die des ersten oder zweiten oder auch dritten Intercostalraums die übrigen an Stärke übertreffen kann. Auf beiden Seiten liess sich an dem männlichen Körper im Umkreise der Papille ein Venencirkel herauspräpariren, welcher vollständig geschlossen war und mehrere kleine Venenreiser im Gebiete des Warzenhofes aufnahm. Der Cirkel war nicht offen, aber doch nicht von einer gleich starken Vene gebildet, sondern wie aus Stücken sehr ungleichen Calibers zusammengesetzt. Nach Hyrtl's Angabe (Top. Anatomie I. Bd. p. 635, 7. Aufl. 1882) ist dieser von Sebastian beschriebene Circulus venosus Halleri in der Peripherie des Warzenhofes in der Regel kein geschlossener Venenkreis, sondern nach innen zu offen; eine Angabe, die ich nicht bestätigen kann. Da, wie allgemein angenommen wird, (Hyrtl a. a. O. p. 635), die Lymphgefässe der Mammae in Zusammenhang stehen mit den Drüsen des vorderen Mediastinum, der Schlüsselbeingegend und der Achselhöhle, so würden die Venae mammariae externae einen ganz gleichen Verlauf wie die Lymphbahnen haben, da sie ihren Abzug ebenfalls nach den vorderen Intercostalräumen, nach der Achselhöhle und der unteren Partie des Halses nehmen.

Es würde also auch hier eine Bestätigung des Anfangs Gesagten vorliegen, wonach für die Ansaugung des Veneninhaltes die gleichen Bedingungen wie für die Lymphgefässe gelten, somit also die Kenntniss der Venenbahnen nicht nur an sich Interesse bietet, sondern auch die Kenntniss der Lymphbahnen mit fördert.

Sehr deutlich erkennt man die constanten Venenwege unter der Haut der vorderen Bauchwand in den Fällen von Ectasieen, die zum Theil unter dem Namen des Caput Medusae gehen. Mögen diese Ectasieen der tegumentosen Venen durch Stromstörungen in der Abdominalhöhle entstanden sein, oder mag es sich nur um eine locale Erkrankung der Venenwand handeln, stets sind es die normalen Wege, welche von den Ectasieen betroffen sind, keine neugebildeten Venen. Diese Ectasieen bestehen immer in Ausdehnungen der Venae epigastricae inferiores tegumentosae, der Venae thoracico-epigastricae longae tegumentosae, der Venae circumflexae ilium tegumentosae, der Venae pudendae externae und der Vena mediana xyphoidea tegumentosa, welche man in der Bildung des Medusenhauptes wiederfindet.

Bei der relativen Seltenheit dieser Erscheinung, zumal aber bei den falschen Vorstellungen, die man oft an die Form dieser Erscheinung knüpft, habe ich eine Reihe meist neuer Beobachtungen über das Caput Medusae gesammelt, und hier eingefügt. Auf den Holzschnitten wird man leicht in den ausgedehnten Gefässen die oben beschriebenen Venen wiederfinden und erkennen, dass die verschiedenen Fälle dem Ansehen nach sich gleichen und nur nach Intensität der Ectasie und Grösse der Ausbreitung von einander differiren. Die Fälle werden nur in so weit hier behandelt, als sie dazu dienen, die normalen Wege in colossaler Ausdehnung zu demonstriren. Der Zusammenhang dieser Erscheinung mit den Stromhindernissen im Pfortadersystem und der Vena cava wird in einer weiteren Arbeit behandelt werden. Nur soviel sei hier erwähnt, dass die Erscheinungen der Ectasie an dem tegumentosen Venennetze des Bauches durchaus nicht immer eine Stenose in den intraabdominalen Venenläufen anzuzeigen brauchen, dass es sich hier ebenso gut um locale Venenerkrankungen handeln kann, wie bei den Varicositäten an den Venen des Unterschenkels; damit steht auch die Erscheinung im Einklange, dass die Häufigkeit der Venenectasieen des menschlichen Körpers von unten nach oben gleichmässig abnimmt, ganz entsprechend der Abnahme des hydrostatischen Druckes.

Der Name Caput Medusae scheint nicht glücklich gewählt, da er leicht zur Annahme führen kann, als ob die ectasirten Venen den Nabel kranz- oder sternförmig umgeben müssten, was bei den hier vorliegenden

Bildern nie der Fall ist. So spricht Klebs (Handbuch der pathologischen Anatomie, 1869. S. 438) bei Besprechung des Caput Medusae von ausgedehnten Venen, die den Nabel kranz- oder sternförmig umgeben. Thierfelder (Ziemssen's, Handb. der spec. Pathologie und Therapie. VIII. 1878. S. 166) nennt ebenfalls Caput Medusae ein Geflecht von varicosen Venen, welches den Nabel kranz- oder sternförmig umgiebt, oder sich zu beiden Seiten desselben nach aufwärts bis ins Epigastrium und in die vordere Thoraxfläche, nach abwärts gegen die Inguinalgegend hin erstreckt; letztere Bemerkung entspricht besser dem Sachverhältniss.

Schiff (Schweizerische Zeitschrift für Heilkunde I. 1862. S. 41) spricht bei Erwähnung des Caput Medusae von einem rosenförmigen Venenring um den Nabel; Hyrtl (Topogr. Anatomie. I. 1882 S. 735.) schreibt von einem varicösen Venengeflecht, dessen strahlig verworrenes Aussehen ihm den Namen Caput Medusae verschaffte.

Von strahlig um den Nabel angelegten varikösen Venen, die mehr dem Medusenhaupte auf dem Minervaschilde als der pathologischen Erscheinung entsprechen, giebt übrigens der Erfinder des Namens selbst nichts an.

M. A. Severinus (de recondita abscessuum natura libri VIII. Francofurti ad Moenum 1643) sagt nur im vierten Buche seines Werkes, Cap. IX. § 13, S. 197 und S. 198, dass er die seltene Erscheinung der hypogastrischen Varicen einmal in so hochgradiger Ausbildung beobachtet habe, dass der Bauch das Aussehen eines Medusenhauptes hatte. Das ist Alles. Eine Beschreibung der Venen selbst, ihrer Lage und ihres Verlaufes wird nicht gegeben; nur von den varikösen Venen der unteren Extremitäten heisst es, sie hätten wie umstrickende Schlangen (Coeuntes angues) die Gliedmassen bedeckt.

I. Caput Medusae (Cruveilhier).

Ectasie der Venae epigastricae inferiores tegumentosae.

Der bekannte, in allen Lehrbüchern der Anatomie und Pathologie als besonders prägnantes Beispiel eines Caput Medusae aufgeführte Fall, dessen Bild umstehender Holzschnitt in verkleinertem Massstabe wiedergiebt, findet sich bei Cruveilhier (Anatomie pathologique du corps humain. Paris, Ballière, 1829—1835. Tom. I. livr. 16, pl. VI. Dilatation des Veines sous-cutanées abdominales, large communication de ces veines avec la veine porte par l'intermédiaire de la veine ombilicale, qui avait conservé le calibre qu'elle présente chez le foetus). Joseph Bressoles, 48 Jahre alt, hatte in

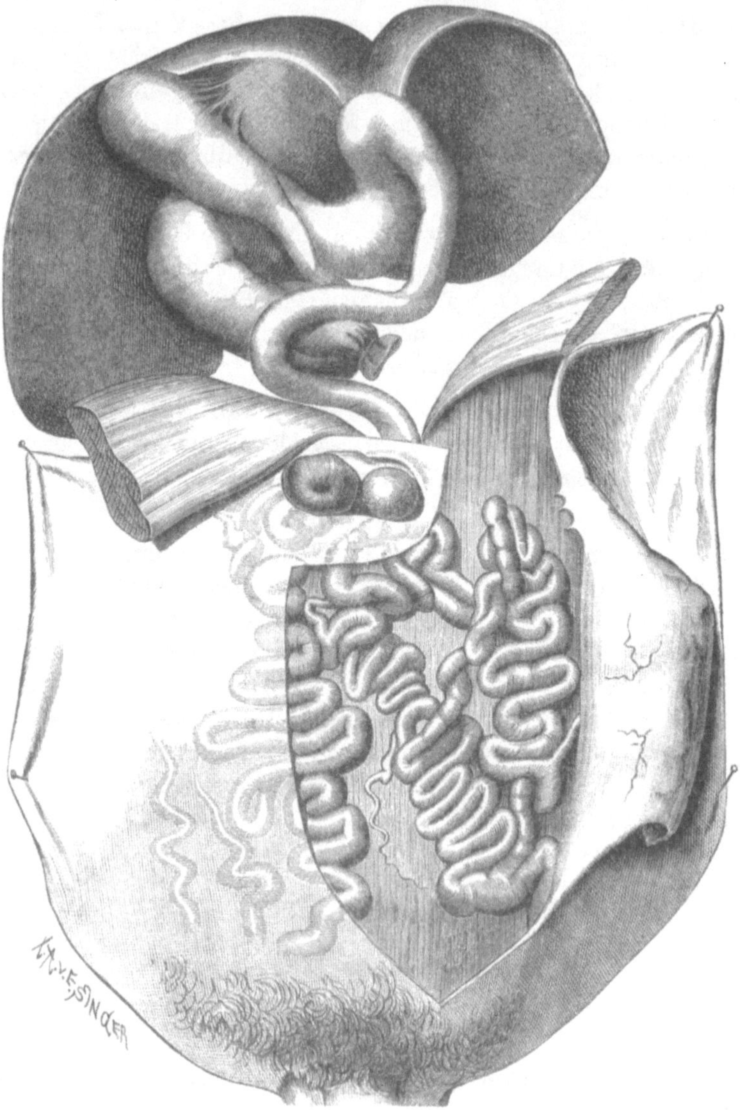

Fig. 1.

Ectasie der Venae epigastricae inferiores. Caput Medusae (Cruveilhier).

Folge von heftigen Kolbenstössen gegen den Unterleib, die er im Kriege erlitten, eine Anschwellung der subcutanen Abdominalvenen erhalten. Bei der anstrengenden körperlichen Arbeit, der er sich nach dem Kriege unterziehen musste, nahm diese Anschwellung immer mehr zu, bis sie endlich im Laufe der Jahre ohne besonders heftige Beschwerden zu verursachen, stationär wurde. 19 Jahre nach den im Kriege erhaltenen Verletzungen starb der Kranke an krebsiger Pylorusstenose. Die Section ergab ausser dem Carcinom am Pylorus eine kleine aber gesunde Leber und eine Milzanschwellung, wie man sie bei Intermittens zu finden pflegt.

Die subcutanen, stark dilatirten Venen der Abdominalwand wurden injicirt durch Einsetzen an Ort und Stelle; die Masse gelangte jedoch nicht in die Venen, welche vom Nabel nach dem Sternum hinzogen. Sie füllte dagegen die Vena umbilicalis, die völlig durchgängig war, und durch diese die Vena portae. Der Ductus venosus Arantii erwies sich völlig obliterirt. Die Venen des Unterleibes und Beckens waren sonst normal, ebenso wie die der unteren Extremitäten. Die stark dilatirten Venen, die ein Caput Medusae bildeten, lagen zwischen Haut und Fascie der Rectusscheide. Auf der rechten Seite lag ein einziger Venenstamm den Dilatationen zu Grunde, auf der linken zwei, die von einem gemeinsamen Stamm ausgingen und nach abwärts zogen. Es fanden sich Communicationen dieser dilatirten Venen mit den tiefen, nicht dilatirten epigastrischen Venen durch den Musc. rectus hindurch. Die beiden dicken Tumoren auf der Nabelnarbe waren durch stark ausgedehnte Venen gebildet. Die dilatirten Venen selbst führten abwärts zur Schenkelvene.

Wenn auch Manches in dem Falle nicht völlig klar liegt, z. B. ob es sich wirklich um eine Wiedereröffnung der Nabelvene handelt, oder um eine Dilatation der Vena parumbilicalis, wenn man ferner nicht sagen kann, in welchem Zusammenhange die Venendilatation mit der Nabelvene und der Leberaffection steht, so ist doch anzunehmen, dass die traumatischen Einwirkungen, die auch zeitlich mit der Erscheinung zusammenpassen, nicht ohne Einfluss auf die Entstehung, wenn nicht die Hauptursache des Caput Medusae gewesen sind. Es ist ferner sehr beachtenswerth, dass das Leiden lange Zeit hindurch bei anstrengender Berufsthätigkeit erträglich war, was nur verständlich wird, wenn es sich um eine vorwiegend locale Venenerkrankung handelte. Die dilatirten Venen sind dieselben wie im Falle Mangold und Münch und entsprechen den Venae epigastricae inferiores tegumentosae auf Taf. II (No. I. II. III. IV. VIII. VIII).

Im Anschluss an das S. 24 Angedeutete möchte ich hier nochmals betonen, dass man gar nicht so selten Venenectasieen am Abdomen findet, die verhältnissmässig wenig Beschwerden machen, und deren Entstehen auf local einwirkende Traumen von den Patienten bezogen wird.

Man findet die Venenectasieen am häufigsten im Gebiete des Unterschenkels, dann am Oberschenkel, seltener an den Bauchdecken, noch seltener an der Brust und weiter oben, also völlig den Verhältnissen des hydrostatischen Druckes bei aufrechter Körperhaltung entsprechend. Demnach erscheint es nicht zulässig, jede derartige Bildung als Folge und Symptom einer Verstopfung der Vena cava inferior oder Vena portae anzusehen.

Es ist sehr wahrscheinlich, dass es sich bei der Ausbildung eines sogenannten Caput Medusae sehr oft um eine locale Venenerkrankung handelt, eine Ansicht die auch dadurch eine Stütze erhält, dass Fälle bekannt sind, in denen ohne Schaden solche Venentumoren operativ entfernt wurden, was nicht denkbar wäre, wenn man damit den Collateralweg für eine verstopfte Vena cava oder Vena portae wegnähme.

Herr Mac Cormac in London hatte die Güte mir brieflich Folgendes mitzutheilen:

„Ich hatte einen 31 jährigen jungen Mann zu behandeln, der an grossen Venendilatationen in beiden Regiones iliacae litt. Die Venen anastomosirten über die Medianlinie hinweg unter einander und bildeten Tumoren von 4 zu 3 Zoll Grösse. Die Tumoren, welche aus stark dilatirten Venen bestanden, wurden excidirt und zwar mit bestem Erfolge."

Ferner theilt Herr Mac Cormac in demselben Schreiben mit, dass ein College von ihm einen ähnlichen Venentumor in der Mittellinie über der Symphysis oss. pubis an einem jungen Manne mit dem Galvanokauter operirt habe und, so weit er sich erinnert, mit gleich gutem Erfolge.

II. **Caput Medusae** (Kopenhagener Präparat).

Ectasie der Venae epigastricae inferiores teg. und der Vena mediana xyphoidea teg.

Die Zeichnung wurde nach dem Präparate angefertigt, der Holzschnitt giebt sie in verkleinertem Massstabe wieder.

Durch die Güte des Herrn Prof. Panum wurde mir das als Caput Medusae bekannte Präparat zur Verfügung gestellt, welches sich in dem pathologisch-anatomischen Institut des Herrn Prof. Lange in Kopenhagen befindet. Beiden Herren sage ich für die gütige Uebersendung des werthvollen Präparates meinen Dank. Das Präparat besteht aus der getrockneten vorderen Rumpfwand eines Menschen mit injicirten, sehr stark varicosen Venen, und bildet das Gegenstück zu der Cruveilhier'-schen Abbildung. Leider sind keine Nachrichten über das Präparat selbst in den Protocollen vorhanden. Man sieht deutlich die mächtig ausgedehnten prall gefüllten Venae epigastricae inf. tegumentosae (*a a*), welche oberhalb des Nabels mit der gleich stark ausgedehnten Vena mediana xyphoidea teg. (*b*) zusammenhängen, die in starken Windungen nach aufwärts zieht. Am Proc. xyphoideus hängt sie mit der ausgedehnten Vena transversa xyphoidea zusammen, und windet sich dann weiter auf der Vorderfläche des Sternum hinauf, um sich in die rechte Vena mammaria interna unter der dritten Rippe (*c*) sich einzusenken und einige Ausläufer über das Manubrium sterni zu den Halsgefässen nach aufwärts zu senden.

In Folge des starken Zuflusses ist die rechte Vena mammaria interna etwa auf das doppelte erweitert, während die linke normale Grösse zeigt; auch die Vena transversa xyphoidea ist vergrössert.

In der Gegend des Nabels, da, wo die Venae epigastricae zusammenfliessen, findet sich ein fast wallnussgrosser Varix (*d*), welcher die Gegend hart über dem Nabel verdeckt, so dass man die Verbindung

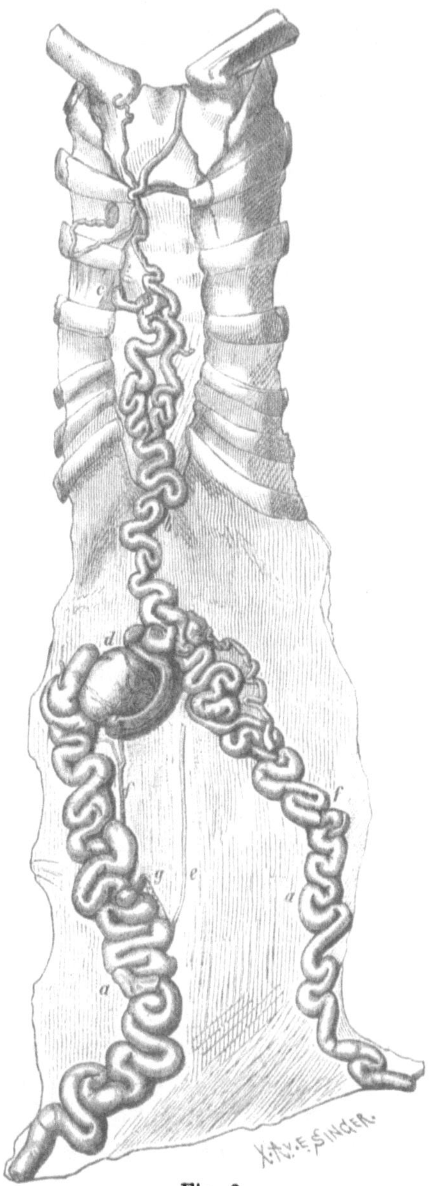

Fig. 2.
Caput Medusae. Kopenhagener Präparat. *a. a.* Venae epigastricae inf. teg. — *b.* Vena med. xyph. teg. — *c.* Einmündungsstelle zur Vena mammaria i. d. — *d.* Varix. — *e.* Durchscheinende tiefe Vene (Burow?). — *f. g.* Anastomosen mit den Venae epig. prof.

nach der Bauchhöhle zu nicht genau übersehen kann. Auf der Innenseite des Nabels liegt ein etwa kirschengrosser kugliger Varix, der die Verbindung mit den tegumentosen Venen vermittelt; aus ihm kommt ein frei endender bleistiftstarker, 5 cm langer Venenstummel hervor, der in Folge des Trocknens seine Lage vielfach verändert haben mag. In der Nähe seines stumpfen abgeschnürten Endes geht ein injicirter stecknadelstarker Venenast ab, fast von gleicher Stärke wie ein injicirtes Venenstück auf der Innenseite, das mit der Vena epigastrica prof. dextra deutlich zusammenhängt, geradlinig nach aufwärts zieht (*e*) und vielleicht der Burow'schen Vene entspricht. Es ist nicht unmöglich, dass letzteres Venenästchen mit dem Zweig an dem Venenstummel zusammengehangen hat, beim Trocknen abgerissen ist und dadurch sich von dem anderen Ende weit entfernt hat. Es würde dann das der Burow'schen Vene entsprechende Stück mit der starken Vene, die entweder die ausgedehnte Nabelvene selbst oder eine Vena parumbilicalis darstellt, zusammengehangen haben. Diese Verhältnisse lassen sich freilich nur vermuthen.

Beide Venae epigastricae prof. inferiores hängen durch injicirte, deutlich erkennbare Communicationen (*g*) mit den ausserhalb des Bauches liegenden Venen zusammen, in ähnlicher Weise wie es auf der Tafel an den normalen Venen abgebildet ist. Die rechte Vena epigastrica inferior prof. ist doppelt so stark ausgedehnt als die linke; beide übernormal gross.

Aus der vollkommenen Injection und der Intactheit der tegumentosen Venen lässt sich schliessen, dass die Injection von innen her erfolgt ist, vermuthlich von der Pfortader aus. Man hat wahrscheinlich, um das Präparat gut trocknen zu können, die Leber weggenommen und den nach dem Nabel führenden starken Venenstamm möglichst lang abgeschnitten und abgebunden.

Ob man es hier mit einer wieder wegsam gewordenen Nabelvene zu thun hat, oder mit einer neben der obliterirten Nabelvene liegenden ectasirten Vena parumbilicalis, lässt sich in diesem Falle ebenso wenig entscheiden, wie in dem von Cruveilhier beschriebenen und abgebildeten. Da bei einer so hochgradigen Ausdehnung die Klappen nicht mehr schliessen konnten, so wird wahrscheinlich der Strom der Pfortader nach aussen abgeleitet worden sein und den Weg nach abwärts zu den Venae femorales, so wie nach aufwärts zu den Venae mammariae eingeschlagen haben.

III. Caput Medusae (Gull).

Ectasie der Venae epigastricae inferiores tegumentosae und der Vena mediana xyphoidea tegumentosa, mit Verbindungen zu den Intercostalvenen.

Der hier vorliegende Fall wurde von Herrn William Gull beobachtet und abgebildet. Die Originalzeichnung und die bezüglichen Notizen ver-

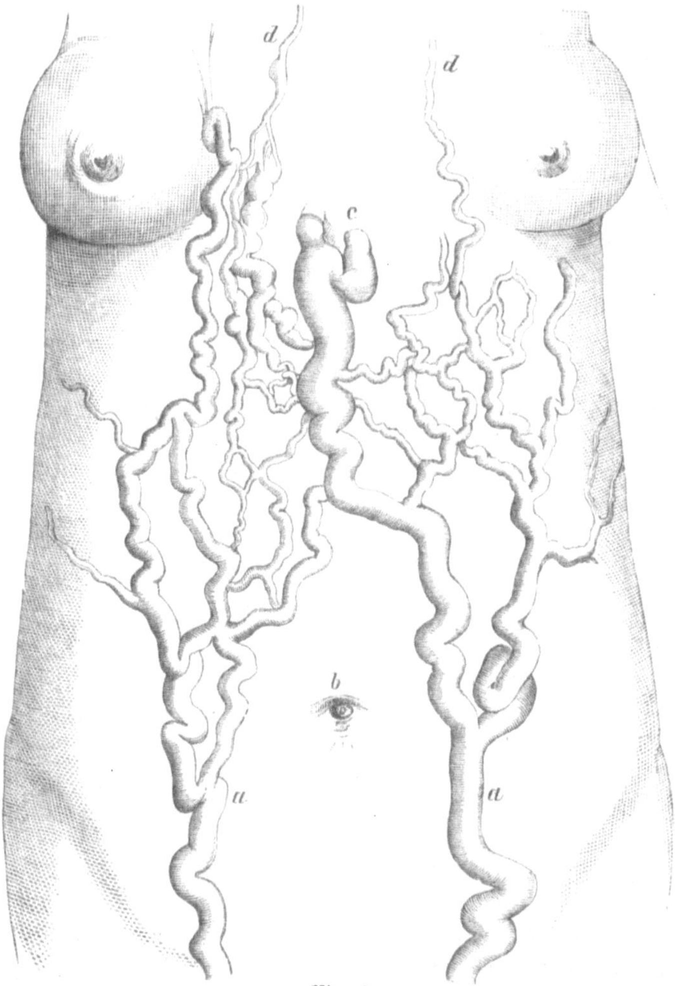

Fig. 3.
Caput Medusae (Gull).
a. a. Venae epig. inf. teg. — *b.* Nabel. — *c.* Vena med. xyph. teg. — *d. d.* Communicationen mit den Venae mammariae.

danke ich der Güte des Herrn Fagge in London. Der beistehende Holzschnitt ist nach der Originalzeichnung des Herrn Gull angefertigt worden. „Eine sehr abgemagerte, von Cleveland im Frühjahr 1855 behandelte, 47 Jahre alte Frau litt an einem Tumor der rechten Niere, welcher die Vena cava inferior mehrere Zoll weit comprimirte. Die Blutcirculation war durch den Collateralweg so völlig wiederhergestellt, dass kein Oedem der unteren Extremitäten vorhanden war.“

Aus diesen Notizen und aus der sehr genauen klaren Zeichnung lässt sich erkennen, dass die epigastrischen Venen sehr stark ausgedehnt waren und zwar vorzüglich in ihren Verbindungsästen zur Vena mediana xyphoidea und denen, die zu den Intercostales am Sternalrande führen; weniger die nach der Achselhöhle hinführenden. Es erscheint nicht unmöglich, dass nach Verlust der Klappen oder nach deren relativen Insufficienz in Folge der starken Ausdehnung, eine Umkehrung des Stromlaufes von unten nach oben eingetreten ist, so dass diese Venen sich zu Collateralbahnen der Vena cava inferior ausbilden konnten.

Nur die eine Erscheinung spricht dagegen, dass die Vena mediana xyphoidea gerade an ihrem obersten Abschnitt die stärkste Ausdehnung zeigt, während man bei einer solchen Stromrichtung doch gerade umgekehrt dem hydrostatischen Drucke entsprechend die stärksten Ausdehnungsgrade an den unteren Stücken in der Nähe des Poupart'schen Bandes hätte erwarten sollen, wenn auch bei der Eintrittsstelle in die Aponeurose am Processus xyphoideus irgend ein Stromhinderniss bestanden haben mag.

IV. Caput Medusae (Hess).

Ectasie der Venae epigastricae inferiores tegumentosae, der Venae circumflexae ilium externae, der Vena mediana xyphoidea tegumentosa.

Die Abbildung, welche Fig. 4 wiedergiebt, wurde vom Lebenden abgenommen.

Ein junger Mann von 28 Jahren Namens Hess, Schreiber, besuchte mich im Juli 1883, um sich meinen Rath wegen einer Venenausdehnung am Abdomen zu erbitten. An dem sonst wohlgebautem, schlankem mässig musculösem Körper zeigte sich der Unterleib von varikösen Venen förmlich bedeckt, und zwar beide Seiten ziemlich gleichmässig ergriffen, nur dass die linke Regio iliaca etwas freier geblieben war. Es waren stark geschlängelte, in ihren Wandungen verdickte variköse Venen, die mit Blut prall gefüllt, in horizontaler Lage etwas abschwollen, und namentlich in den abhängigsten Theilen am Hypogastrium die stärksten Varicositäten zeigten, während die Erscheinung nach oben hin im Gebiete des Thorax geringer

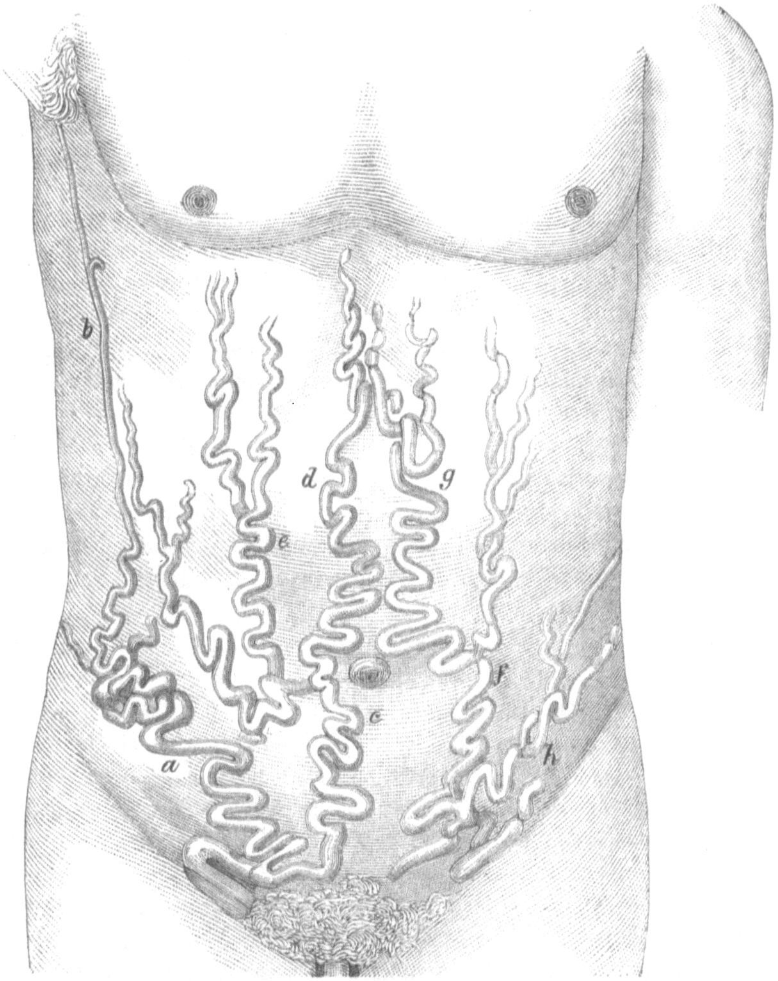

Fig. 4.

Caput Medusae (Hess).

a Vena epig. inf. teg. — *b* Vena thoracico-epig. long. — *c* Nabel. — *d* Vena med. xyph. teg. — *e f g* Aeste der Vena epig. inf. teg. — *h* Vena circumflexa il. teg.

ward und allmählich verschwand. Man sieht, dass es sich um eine starke Ausdehnung der Venae epigastricae inferiores tegumentosae handelt, welche in ihrem stark ausgedehnten, unteren Abschnitten, die zur Schenkelvene führten, die von der Gegend des Hüftbeinkamms kommenden Venen aufnehmen, mit ihren medialen Aesten zu beiden Seiten des Nabels weit hinauf in das Epigastrium sich erstrecken und sowohl über den Thoraxrand hinauf stark ausgedehnte Ausläufer zur vorderen Thoraxfläche, *e f g*, (zu den Intercostalvenen) senden, als gleicherweise in der Mediangegend nach der Gegend des Processus xyphoideus hinziehen (*d* Vena mediana xyphoidea tegum). Auf der rechten Seite lässt sich ein Venencanal, der im weiteren Verlaufe seinen varikösen Character verliert, bis in die Achselhöhle hinein verfolgen und eine starke Verbindung zur fünften oder sechsten Intercostalvene gut erkennen, (*b* Vena thoracico-epigastrica longa tegum.).

Ueber die Strömung liess sich, wie gewöhnlich bei solchen Fällen, nichts Präcises ermitteln, da die Klappen wahrscheinlich sämmtlich in den varikösen Venen zu Grunde gegangen waren oder wenigstens nicht mehr functionirten, wodurch nach beiden Seiten hin die Strömung möglich ward. Eine Reihe von tiefen Zuflüssen war vorhanden. Bei Compression oben und unten füllte sich allmählig das zwischen beiden Compressionsstellen liegende Mittelstück wieder von neuem.

Die Oberschenkel waren nicht afficirt. Dagegen zeigten sich an den Unterschenkeln Varicositäten der Vena saphena major und Pigmentstellen auf ausgebreiteten Narben, von Ulcerationen herrührend. An den Armen waren die Venen mächtig entwickelt, stark aufgetrieben, aber ohne varikösen Character, so dass man bei dem Individuum eine stark venöse Anlage überhaupt annehmen musste.

Die Untersuchung der inneren Organe ergab nichts Abnormes. Herz, Lungen und Leber waren normal. Es war kein Ascites vorhanden. Der klare Harn enthielt kein Eiweiss.

Die Affection hat sich, wie der Patient aussagte, nach einem sehr langen Krankenlager (Typhus) entwickelt, vielleicht in Folge des aufrechten Stehens. Zu gleicher Zeit erschienen Varicositäten an den Unterschenkeln. Die Varicositäten am Abdomen nahmen rapid zu in Folge unzweckmässiger Compressionsbinden, die besonders die Venae epigastricae inferiores in ihrem unteren Theile in der Nähe der Einmündung heftig comprimirt haben müssen. Eine Stenose oder Verstopfung der Venae iliacae, oder der Vena cava inferior, musste ausgeschlossen werden, da alle weiteren Symptome dafür fehlten; ebenso eine Verstopfung der Pfortader. Der Patient konnte sich gut bewegen, hatte keine grösseren Functionsstörungen, und empfand nur locale Beschwerden in Folge des starken hydrostatischen Druckes. Am meisten schien noch die Annahme einer localen Venenaffection, Varicositaet, wie sie ja auch an den unteren Extremitäten sehr häufig selbstständig eintritt, gerechtfertigt.

Bei der auffällig starken Venenanlage, deren Character sich an den

Armen vornehmlich zeigte, hat gewiss bei dem Schwächezustand nach dem Typhus das längere Aufrechtstehen und die schnürende Bauchbinde die schnelle Ausbildung der Varicositäten begünstigt.

Der Typhus mit Recidiven hielt Hess im Sommer und Herbst 1882 auf dem Krankenlager fest; nach den ersten Ausgängen zeigten sich Schwellung der Beine (Venenthrombosen?) und Ulcerationen, die erst nach $1^1/_2$ Monat heilten. Seit Weihnachten 1882 traten die ersten Venen an den Bauchdecken hervor, und veranlassten das Anlegen eines Compressionsgürtels, der das Uebelbefinden des Patienten und die Venenerkrankung selbst so rapid steigerte, dass ihn Patient wieder ablegte, freilich erst nach längerem Gebrauch.

V. Caput Medusae (Ihle).

Ectasie der Venae epigastricae inferiores tegumentosae, und der Vena mediana xyphoidea teg.

Vorliegenden Fall verdanke ich der Güte meines Collegen Wagner. Ihle, 64 Jahre alt, bekam durch starkes Turnen beim Militär einen Leistenbruch und, wie er glaubt, in Folge des Druckes der zu starken Federn des doppelten Bruchbandes die ersten Varicositäten, welche von dem Lig. Poupartii bis zum Nabel reichten. 25 Jahre ertrug er diese Varicositäten, die allmählig zunahmen, ohne besondere Beschwerden, so dass er keine ärztliche Hilfe in Anspruch nahm, und seine schwere Handarbeit (Karren und Schaufeln) fortsetzen konnte. Aus Mangel an Arbeit gab er als 60jähriger Mann seine sehr anstrengende Arbeit auf und wurde Droschkenkutscher. Wegen „Schwäche und Erkältung" suchte er dann das Krankenhaus auf, in welches er mit leichten Oedemen an Händen und Füssen behaftet aufgenommen wurde. Bereits nach $2^1/_2$ Wochen ward er wieder als völlig arbeitsfähig entlassen. Bei einem zweiten Besuche des Krankenhauses fand sich schwaches Lungenemphysem, mit geringer Abwärtsdrängung der nur wenig verkleinerten Leber (sie reichte vom oberen Rand der siebenten Rippe bis zum Thoraxrand). Am Herzen liess sich nichts Abnormes nachweisen. In der Mitte der Unterschenkel fanden sich nur Spuren von variköser Ausdehnung der Vena saphena magna.

Die vielfach gewundenen und stark ausgedehnten Venen (*a a*) an der Bauchwand erstreckten sich von den Fossae ovales der Oberschenkel beiderseits nach aufwärts zum Nabel und zu den unteren Partieen der Sternalränder. Rechts waren die Varicositäten stärker entwickelt, ragten höher hinauf und lagen oberhalb des Nabels der Mittellinie näher. Communicationen mit der Tiefe waren mehrfach nachzuweisen. Bei doppelter Compression oben und unten füllte sich das in der Mitte liegende Venenstück durch Zufluss aus der Rumpfhöhle bald wieder; auch hingen beide

Venen durch quere Anastomosen über die Mittellinie hinweg mit einander zusammen. Es handelte sich um starke Dilatation der Venae epigastricae

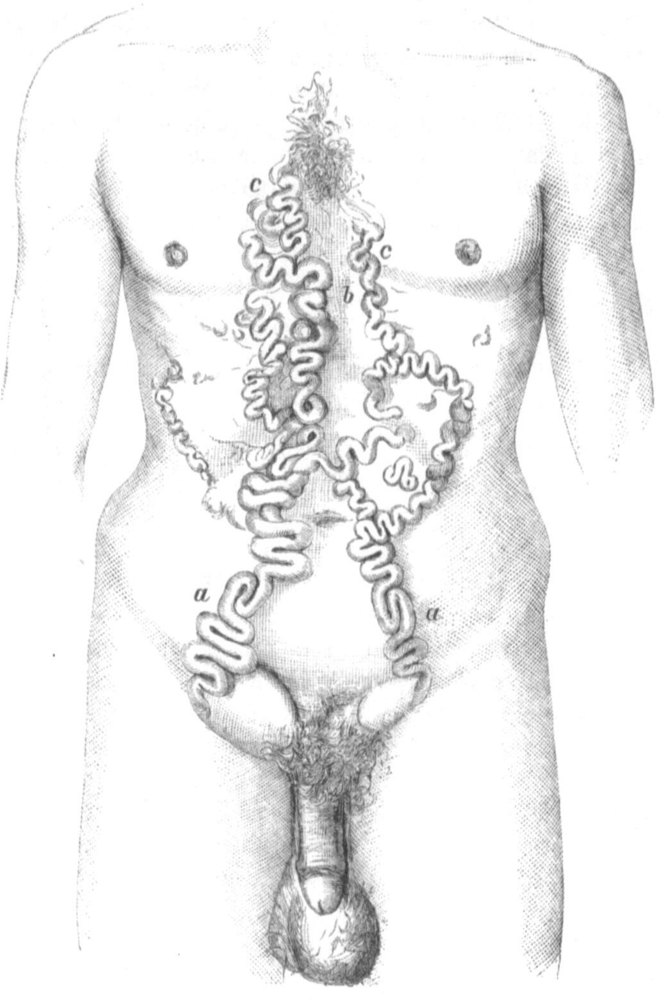

Fig 5.

Caput Medusae (Ihle).
a a Venae epigastricae inf. teg. — *b* Vena med. xyph. teg. — *c c* Communicationen mit den Venae mammariae.

inf. tegumentosae und der Vena mediana xyphoid. tegument., also um Ausdehnung der Venen, welche im normalen Zustande bei No. I. II. III. IV. V. VIII. auf Taf. II, sowie bei 3, 4, 8 auf Taf. I zu sehen sind.

VI. Caput Medusae (Weinschenk).

Ectasie der Venae epigastricae inferiores teg., der Vena thoracico-epigastrica longa und Vena mediana xyphoidea teg.

Gustav Weinschenk, 21 Jahre alt, Schlosser aus Magdeburg, wurde wegen Krampfadern von der Militärbehörde zu Magdeburg zum zweiten Er-

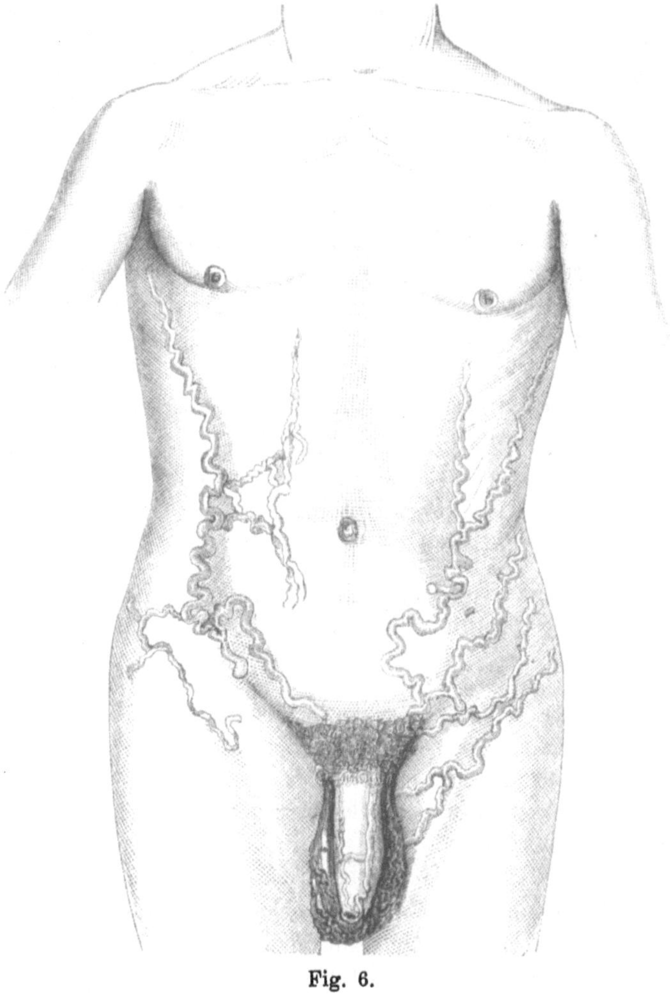

Fig. 6.
Caput Medusae (Weinschenk).

satz zurückgestellt. Die Varicositäten an den Beinen hatte der Patient schon bald nach der Schulzeit bemerkt; ebenso einen „Aderstrang" am

Bauche. Die ausgedehnten Venen an den Beinen erforderten wiederholt längere Pflege; sonst weiss Weinschenk nichts über Erkrankungen zu berichten. Besonders betont er ausdrücklich auf Befragen, dass die ausgedehnten Venen am Bauche keinerlei Beschwerden mit sich gebracht hätten.

Die Dilatationen betrafen, wie auch der Holzschnitt erläutert, hauptsächlich die Venae thoracico-epigastricae longae; ausserdem zeigten sich noch starke Varicositäten an den Hautvenen des Penis und des Scrotum, Venae pudendae externae. Ebenso waren die Venae epigastricae inferiores teg. in ihren weiteren Aesten ausser dem Verbindungsast zur Achselhöhle hin dilatirt. Bei Compression an beiden Enden füllten sich die Venenstücke von der Tiefe her wieder, so dass in diesem Falle das Blut auch von der Bauchhöhle aus durch Communicationen nach aussen strömen konnte. Die rechte Vena thoracico-epigastrica longa füllte sich, wie dies Compressionsversuche zeigten, leichter von oben nach unten als umgedreht; es konnte sich also hier nicht um einen Collateralweg handeln, der für eine stenosirte Vena cava functionirte. Die Klappen waren sicher in dem Venenstück nicht mehr vollständig erhalten.

Die Herzgrösse erwies sich als normal. Die Herztöne waren rein, ebenso zeigte die Leber keine Abnormitäten ausser einer schwachen Verschiebung nach abwärts, bedingt durch ein gering entwickeltes Lungenemphysem. Sonst war Alles normal, kein Oedeme, kein Ascites vorhanden.

VII. Caput Medusae (Drescher).

Ectasie der Venae epigastricae inferiores tegumentosae, der Vena mediana xyphoidea teg., der Vena thoracico-epigastricae longae teg.

Auch in diesem Falle, von dem keine Abbildung gegeben wird, da die Erscheinung dem vorhergehenden sehr ähnlich war, schien es sich um eine nur locale Erkrankung der tegumentosen Bauchvenen zu handeln. Der Kranke klagte über keine bemerkenswerthen Beschwerden und zeigte keine Symptome, die auf eine Stromstörung im Gebiete der Vena cava oder der Vena portae hinwiesen. Er suchte das Krankenhaus in Leipzig wegen wunder Füsse auf. Der Patient war 29 Jahre alt, Maschinenschlosser, und gab an, die Venenausdehnung zuerst vor fünf Jahren beim Baden bemerkt zu haben. Er sei nie erheblich krank gewesen, und habe weder Beschwerden von den Venen noch Anschwellungen der Beine gehabt. An den inneren Organen wurde im Krankenhause nichts Abnormes gefunden.

VIII. Caput Medusae (Müller).

Ectasie der Vena thoracico-epigastrica longa tegumentosa.

Beistehende Abbildung, nach einer Photographie angefertigt, zeigt die stark vergrösserte, mehrfach gewundene rechte Vena thoracico-epigastrica longa bei aufrechter Stellung des Mannes. Der Fall stammt aus der

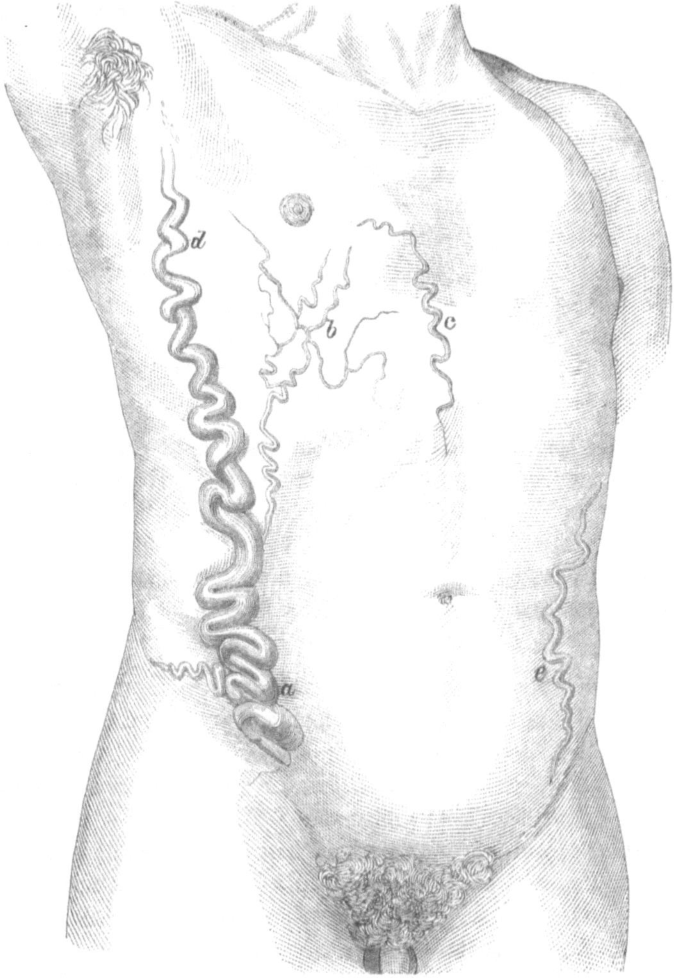

Fig. 7.

Ectasie der Vena thoracico-epigastrica longa teg.
a Abflussstelle nach der Vena femoralis. — *d* Communication mit der Vena axillaris. — *e* Ectasirtes Stück der linken Vena epig. — *b c* Venenectasieen am Thorax.

Praxis des Herrn Geh. Med.-Rath Dr. Fiedler in Dresden, der die Güte hatte, den Patienten nach Leipzig zu senden, so dass er auch hier eine Zeitlang beobachtet werden konnte. Der 69 Jahre alte Händler, Friedrich Müller aus Dresden, gab am 13. December 1880 an, dass er aus gesunder Familie stamme. In seinem 24. Jahre sei er an einer Anschwellung der Beine erkrankt, der sich eine pralle Auftreibung des Abdomen anschloss. Nach drei Monaten sei Heilung erfolgt, doch seien die Beine wiederholt angeschwollen; allmählig habe sich eine schmerzlose Hodenanschwellung gebildet, die die Anlegung eines Suspensoriums erforderte. Durch diesen „Bauchgürtel" seien die Abdominalvenen, die bisher nicht sichtbar gewesen, so hervorgetreten, wie jetzt zu sehen. Der Patient konnte aber nach wie vor sein Geschäft als Kutscher gut versorgen und hat erst seit zwei Jahren einen kleinen Handel angefangen, um mehr Bequemlichkeit zu haben. Die Untersuchung des Mannes, der fieberlos und in seinen Bewegungen verhältnissmässig wenig behindert war, ergab an der Leber keine bemerkenswerthe Anomalie, ebensowenig an den Lungen. Das Herz war etwas verbreitert, sonst normal. Keine Hämorrhoidalknoten waren sichtbar; dagegen fand sich starkes Oedem der Unterschenkel, und ebendaselbst kleine Geschwüre mit Venenectasieen. Ebenso zeigte sich Oedem des Penis und des Scrotum; auch Varicocele war eingetreten.

Am Bauche zeigten sich zahlreiche und starke Venenectasieen, namentlich beiderseits an den langen Venae thoracico-epigastricae. Dieselben waren stark erweitert und geschlängelt, rechts jedoch, wo die Vene an ihrem unteren Ende dicker als ein Finger war, in bedeutend höherem Grade als links. Ausserdem fanden sich auch Ectasien an der Vena mediana xyphoidea tegumentosa; auch am Rücken über der rechten Scapula waren viele Venen sichtbar.

Die Untersuchung der stark erweiterten und in ihren Wandungen verdickten rechten Vene ergab, dass die Klappen in ihr zu Grunde gegangen sein mussten; denn sie konnte sich sowohl von oben wie von unten her in ihrer ganzen Länge anfüllen; auch zeigten sich mehrfache Zuflüsse aus der Tiefe her. In der Rückenlage des Patienten füllte sich die Vene von der Axillaris aus wie durch eine langsame Injection, mochte man hoch oben am Thorax, oder in dessen Mitte, oder am Abdomen oder am Lig. Poupartii comprimiren. Die Compression konnte die Füllung von unten her nicht hindern, auch die doppelte Compression, oben und unten, störte die allmählige Füllung des dazwischen liegenden Venenabschnittes nicht.

Im Thoraxgebiet zeigte die Vene eine mit dem Radialpuls synchronische Bewegung, die sich durch einen aufgesetzten Fühlhebel sehr deutlich machen liess und zum Verschwinden gebracht wurde, wenn man höher oben comprimirte. Der Puls wurde von der Achselarterie der Vene mitgetheilt.

In aufrechter Stellung war die Schwellung stärker, und die Füllung von unten nach oben langsamer; sonst gaben die Compressionsversuche gleiche Resultate.

Die Verbindungen mit den tiefen Venen liessen sich nur vermuthen, nicht direct beobachten.

Es ist nicht unmöglich, dass die Angabe des Patienten richtig ist, wonach die Anlage des festen Suspensoriumgürtels die Hauptursache der Erkrankung darstellt. Wäre bei der Abdominalerkrankung ein Verschluss der unteren Hohlvene und ihrer in der Bauchhöhle gelegenen Collateralwege erfolgt und Ursache dieser Venenerkrankung geworden, so hätte man erwarten sollen, dass gleich damals die Ectasieen an den Bauchvenen in sehr auffallender Weise aufgetreten wären. Die Erscheinungen hätten sehr mächtig auftreten müssen, da die Stauung erst eine Reihe Klappen zu überwinden hatte, bis ein Parallelweg zur Hohlader zu Stande kommen konnte. Es ist aber leicht möglich, dass die Stauung an den Venae epigastricae inferiores tegumentosae die Erscheinungen succesive hervorgebracht hat, und dass es sich hier mehr um eine örtliche Venenerkrankung handelt, womit auch die übrigen Erscheinungen gut übereinstimmten.

IX. **Caput Medusae** (Schädel).

Ectasie der Venae epigastricae inferiores teg., der Vena mediana xyphoidea teg., der Vena thoracico-epigastrica longa sin.

(Langenbeck's Archiv, 24. Band S. 521. Taf. VII Fig. 4).

An einem jungen Manne von 23 Jahren, welcher in die Langenbeck'sche Klinik auf die Station des Herrn Schädel gebracht wurde, zeigten sich ausser Varicositäten an den Schenkeln starke Ectasieen der Vena mediana xyphoidea tegumentosa (Fig. 8., *e*), welche einen starken, vielfach gewundenen Venenstrang darstellte, der neben dem Nabel von der Vena epigastrica inf. teg. sinistra beginnend, in der Mittellinie aufwärts stieg und rechts neben dem Processus xyphoideus in die Tiefe führte. Ausserdem waren die Venae epigastricae inferiores teg. stark ectasirt, namentlich in der Nähe des Lig. Poupartii an ihrer Mündungsstelle, links bedeutend mehr als rechts, und ausserdem links ein Stück der Vena thoracico-epigastrica teg. longa (*d*); ferner Strecken der Venae circumflexae il. superficiales·

Die Richtung des Blutstromes führte in allen ectasirten Stämmen, wie die Compressionsversuche zeigten, nach abwärts zum Oberschenkel. Die Venae saphenae magnae traten bis unterhalb des Knies gar nicht sichtbar hervor.

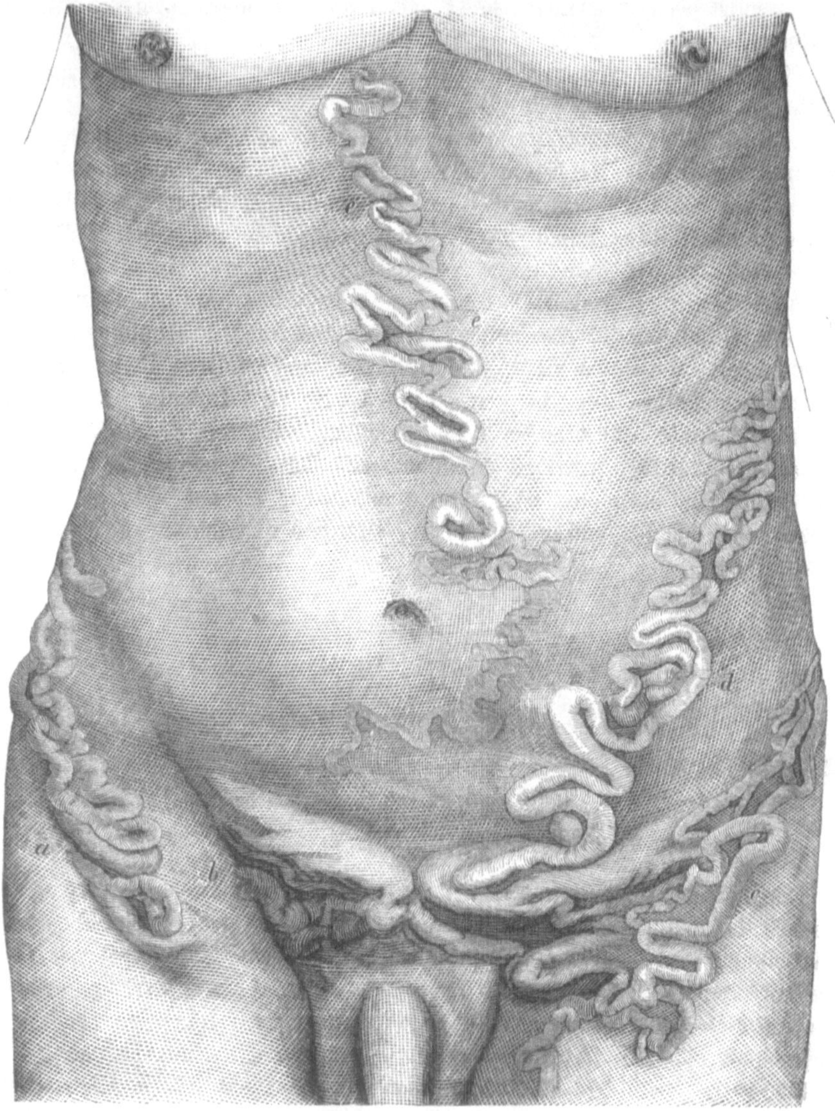

Fig. 8.

Caput Medusae (Schädel).
a b c Ectasirte Hautvenen des Oberschenkels. — *d* Vena thoracico-epigastr. l. teg. — *e* Vena med. xyph. teg.

von da ab erschienen am Fusse und Unterschenkel aber auch nur in einzelnen Endästen Varicositäten. Variköse Stellen fanden sich auch an der Rückseite der Oberschenkel. Diese Varicositäten waren aber sämmtlich am rechten Schenkel stärker ausgeprägt als am linken, während die Ectasieen am Abdomen links besonders mächtig waren.

Die Untersuchung der inneren Organe, namentlich der Leber und des Herzens, ergab einen durchaus normalen Befund. Auch hatte Patient nie an Erscheinungen gelitten, die etwa auf eine Circulationsstörung im Bereiche der Vena portae zurückgeführt werden könnten. Ueberhaupt fühlte sich der Patient bis auf die leichten Beschwerden, die ihm zeitweise seine Unterschenkelvaricen bereiteten, vollständig wohl. Er gab an, dass sein Leiden vor sechs Jahren begonnen habe, ohne jeden äusseren Anlass. Das linke Bein sei ihm plötzlich unter praller Spannung der Haut bis zur Hüfte hinauf angeschwollen und braunroth geworden. Schmerzen habe er keine empfunden, aber am Gehen und Sitzen sei er verhindert worden. Nach 6—8 Wochen ging die Schwellung zurück, und von da an zeigten sich Krampfadern am linken Unterschenkel, dann auch am rechten Beine, und leichte Ulcerationen stellten sich ein. Zwei Jahre später traten die Ectasieen am Abdomen auf, doch war die Zeit der ersten Erscheinung derselben nicht genau festzustellen.

Es ist sehr wahrscheinlich, dass eine vorübergehende Thrombose der linken Vena femoralis und der beiden Iliacae (?) diese Erscheinungen veranlasst hat, und dass wohl die ersten Anfänge der Venenstauung am Unterleibe übersehen wurden. Wenn die Vena femoralis verstopft war, so konnte auch der Inhalt der Venae epigastricae tegumentosae und profundae nicht abfliessen, und es musste eine Stauung eintreten, die schliesslich zur Ectasie und Wandveränderung mit Klappenruin führte. Die Stauung in den tiefen Venae epigastricae konnte sich durch die Burow'schen Venen und die Parumbilicales bis in die Vena mediana xyphoidea tegum. fortsetzen; auch hier wurden mit der Ectasie die Klappen insufficient und zerstört, sodass nun der Strom sich in dieser Vene umkehren und nach abwärts wenden konnte. Nimmt man an, dass die Thrombose der Vena femoralis vorübergehend war, wie ich das in drei Fällen beobachten konnte, so konnte die Strömung dahin wieder von Statten gehen, das Bein wieder abschwellen und die Strömung normal werden mit Ausnahme einer Umkehrung in dem kurzen Stück der Vena mediana xyphoid. teg. und den Parumbilicalvenen und somit blieben nur streckenweis Varicositäten zurück, die dem Kranken nur wenig zu hinderlich waren.

So sucht auch Schädel den Verlauf dieser Vene zu erklären, ohne dass einer der von mir bei Bearbeitung der Oberschenkelvene aufgestellten Sätze zurückgenommen zu werden braucht. Es muss nur angenommen werden, dass die so plötzlich eingetretene Thrombose keine absolut dicht abschliessende und keine dauernde war. Würden die Collateralvenen der Circumflexa interna functionirt haben, so wäre sicher nicht die Schwellung des Beines eine so colossale gewesen, wie sie der Kranke angab.

Meine Ansicht stimmt so ziemlich mit der Meinung des Verfassers überein, der auch von Stellung einer bestimmten Diagnose abgesehen hat.

X. Anschwellung der tegumentösen Bauchvenen (Pfennig).

Die Abbildung und den Befund verdanke ich der Güte der Herren König und Orth in Göttingen. Ferdinand Pfennig, $13^1/_2$ Jahr alt, wurde wegen Coxitis sinistra mit Ankylose, und eiternden Fisteln resecirt. 14 Tage nach der Operation trat ziemlich plötzlich ödematöse Schwellung beider Beine ein, und bald darauf zeigten sich Venenectasieen an der Haut der Schenkel und des Abdomen, die nach dem Zurückgehen der Schwellung sich gleichfalls verminderten. Die Section bestätigte die angenommene Venenthrombose in der Vena cava und in beiden Venae iliacae communes und zeigte eine Erweiterung der Collateralwege zur Vena azygos und hemiazygos. Dadurch wird es verständlich, wie mit dem Ausweiten des ursprünglich wohl mit verlegten Collateralweges die oberflächlichen Venenectasieen ebenso wie die Stauungserscheinungen an den Beinen sich wieder zurückbilden konnten.

Auf der naturgetreuen, sehr sorgfältig ausgeführten Originalabbildung erkennt man sehr schön, als ob man ein Injectionspräparat vor sich hätte, die Vena mediana xyphoidea tegumentosa (Fig. 9, *c*), die Vena thoracico-epigastrica longa dextra (*b*), stückweise auch die Sinistra, sowie die Venenramificationen an der Fossa ovalis.

Die Venen in diesem wie in den folgenden Falle zeigten nicht die Varicositäten wie in den vorausgegangenen Bildern, so dass, wenn der Ausdruck statthaft wäre und keine Missverständnisse geben würde, man diesen und die folgenden als blosse Ausdehnung der Venen bezeichnen könnte, gegenüber den Ectasieen und Varicositäten mit Wanderkrankung. Es scheint auch, als ob in diesem Falle vorübergehend die Venen durch Stauung eine Ausdehnung mit Klappeninsufficienz erlitten hätten, die sie zu collateralen Wegen geeignet machte, wie man dies durch starken Injectionsdruck mitunter erreichen kann; dass sie aber nicht eigentlich varikös geworden sind.

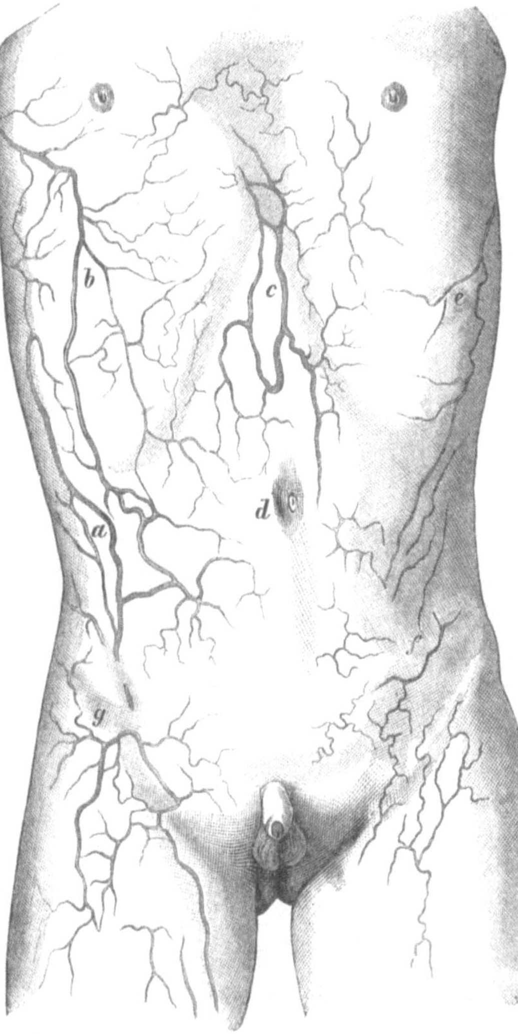

Fig. 9.

Anschwellung der tegumentosen Bauchvenen (Pfennig).
a b e Vena thoracico-epigastrica longa teg. — *c* Vena med. xyph. t. — *d* Nabel. — *f* Vena ep. inf. teg. — *g* Vena circumfl. il. t.

XI. Anschwellung der Vena epigastrica inferior tegumentosa dextra (Mangold).

Die Abbildung und die Notizen verdanke ich der Güte des Herrn Nothnagel, aus der Klinik in Jena. Mangold, Hieronymus, Dachdecker, 48 Jahr

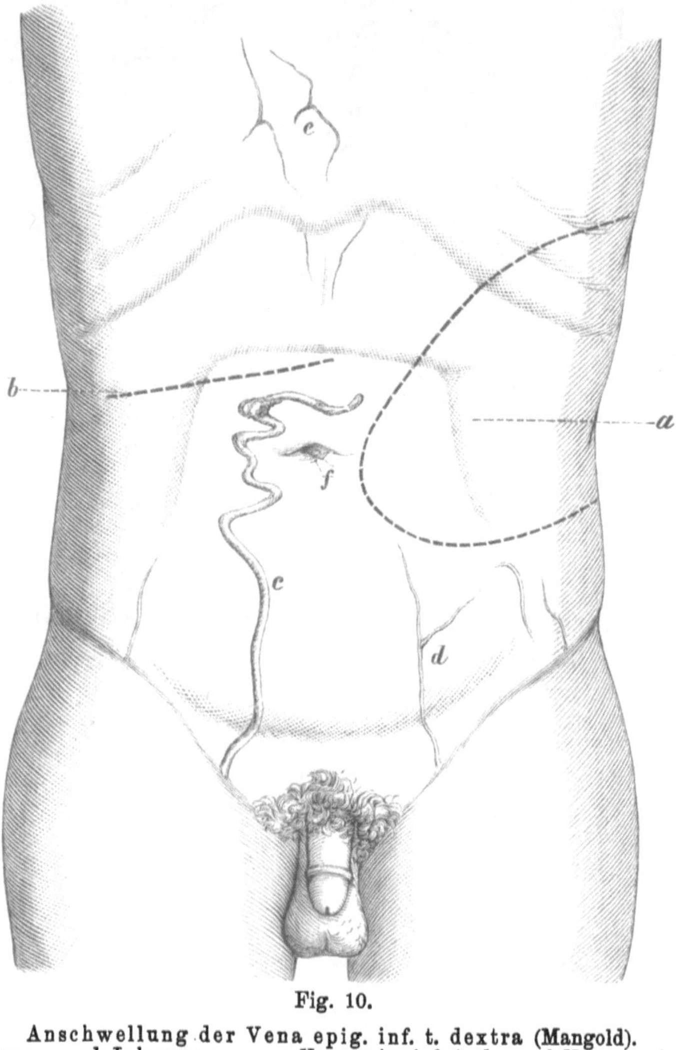

Fig. 10.

Anschwellung der Vena epig. inf. t. dextra (Mangold).
a Milzgrenzen. — *b* Lebergrenze. — *c* Vena epig. inf. t. d. — *d* Vena ep. inf. t. sin.

alt, lag eine Zeitlang auf der Klinik zu Jena krank an Lebercirrhose und starker Milzvergrösserung, hat später aber die Klinik wieder verlassen. Er zeigte ausser zahlreichen Ectasieen kleiner und grosser Venen an den unteren Extremitäten, eine doppelseitige Varicocele und starkentwickelte Hämorrhoidalknoten am After. Ferner fanden sich rechts vom Nabel bedeutende Venenerweiterungen, die sich in die stark geschlängelte und ausgedehnte Vena epigastrica dextra fortsetzten. Die linke Vene zeigte nur stellenweise Ectasieen. Die Compressionsversuche ergaben eine Stromrichtung nach der Vena femoralis hin. Weniger stark ausgedehnte Venen fanden sich auch in der oberen Bauchgegend und erstreckten sich bis über die vordere Thoraxwand hinauf. Die Leber war beträchtlich vergrössert, ebenso die Milz. Ascites war nicht mit Sicherheit nachweisbar. Eine Verschliessung der Vena cava inferior oder femoralis dextra bestand nicht.

Die kleine Skizze, die in flüchtigen aber sehr präcisen Umrissen das Wesentliche des Falles zeigt, markirt mit punctirten Linien die Grenzen der vergrösserten Leber und Milz. Oberhalb des Nabels, genau der Stelle bei No. IV auf Taf. II entsprechend, tritt eine erweiterte Vene auf, die sich in geschlängeltem Laufe auf der rechten Seite des Nabels herunter in der Richtung der Vena epigastrica inferior zur Fossa ovalis des Schenkels zieht, während links nur Andeutungen des gleichen Venenverlaufes zu sehen sind. Es handelte sich also um einen Ausfluss des Pfortaderblutes durch die Verbindungscanäle am Nabel nach den tegumentösen Venen, also um eine Umkehr der Stromrichtung, die nur dadurch zu Stande gekommen sein konnte, dass entweder durch die starke Stauung die Klappen relativ insufficient wurden, oder vielleicht bei der Beschaffenheit des Patienten nicht mehr intact waren. Auch oberhalb des Nabels waren Andeutungen von Ausdehnung der hier gelegenen Venen vorhanden.

Vergleicht man die Tafel II, so sieht man, dass es sich um Ausdehnung der Vena epigastrica inf. tegumentosa dextra vornehmlich handelt, No. VIII, die hier mit der Vena thoracico-epigastrica longa ziemlich hoch oben zusammenfliesst, während sie links getrennt von derselben bis zur Einmündung in die Femoralis verläuft. Es darf also in dem Nothnagel'schen Falle eine Venenform vorausgesetzt werden, wie sie in der Tafelabbildung gegeben ist. Weniger deutlich traten die Ectasieen der Vena mediana xyphoidea tegumentosa hervor. Auch in diesem Falle konnte ich mich nicht entschliessen Ectasie oder Caput Medusae als Ueberschrift vorzusetzen, da die Zeichnung keine eigentlichen Varicositäten erkennen lässt. Auch hier möchte ich annehmen, dass es sich nicht um eine Erkrankung der Venenwand handelte, sondern nur um vorübergehende Ausdehnung durch Stauung mit Ueberwindung der Klappe und Umkehrung der ursprünglichen Stromrichtung.

XII. Anschwellung der Bauchdeckenvenen (Münch).

Aehnlich wie in den beiden vorhergehenden Fällen von König und Nothnagel sind die Erscheinungen in dem vorliegenden, den ich in der Leipziger Klinik beobachten konnte. Auch hier handelte es sich nicht um Varicositäten der Venen, sondern nur um eine längere Zeit dauernde Anschwellung, wie man sie vorübergehend durch Druck und Stauung an jeder Vene hervorbringen kann. Es ist wohl sicher, dass die Schwellung schliesslich zum Erkranken der Wand führt, dieselbe kann aber auch vorausgehen und erst die Ectasieen erzeugen. Für gleichbedeutend kann man Stauung, Schwellung mit Ectasie und Varicosität nicht halten.

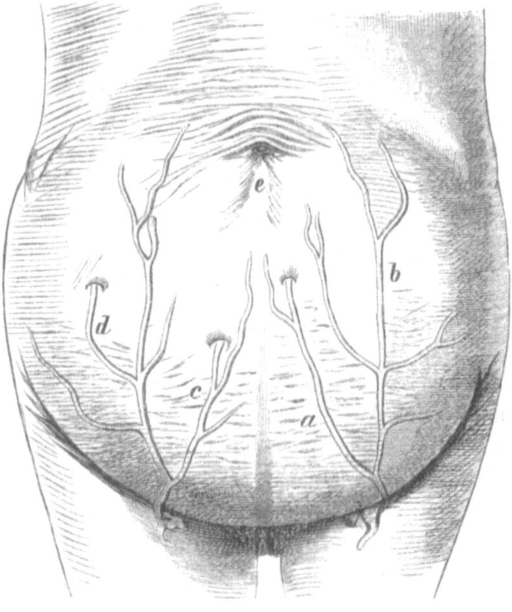

Fig. 11.
Anschwellung der Bauchdeckenvenen (Münch).
a b Vena epig. inf. teg. sin. — *c d* Vena epig. inf. teg. dextr. — *e* Nabel.

Frau Münch, 67 Jahre alt, litt an Lebercarcinom und in Folge davon durch den Druck des Tumor auf die Pfortader an hochgradigem Ascites. Wahrscheinlich waren auch die Communicationen des Pfortadersystems mit dem der Vena cava oder vielleicht diese selbst stark verengt worden, eine Annahme, der auch die Schwellung der Beine entsprach, sodass eine starke Stauung im Pfortadersystem resultirte, die nicht durch die Verbindungen mit der Vena cava Erleichterung fand, sondern nur auf den Verbindungen der Pfortader mit den tegumentosen Abdominalvenen lastete, dieselben erweiterte, die Klappen überwand und nun mit Umkehrung der ursprünglichen Stromrichtung nach aussen hin abfloss. Man konnte deutlich bei der Kranken an dem stark vorgetriebenen Abdomen durch die sehr dünne und durchscheinende Haut hindurch zahlreiche Venen von vergrössertem Caliber, die aber weder eine verdickte Wand noch Schlängelungen zeigten, erkennen. Sie nahmen sich aus wie Venenstämme die durch einen plötzlich auftretenden Injectionsdruck ausgedehnt werden.

Man konnte sehr deutlich die Austrittsstellen als Lücken in der Aponeurose fühlen, deutlich den scharfen, sichelförmigen Rand bemerken, um welchen die Venen umbogen. Sie entsprachen in ihrem Verlaufe den Venen des Nothnagel'schen Falles. Namentlich war auf der rechten Seite des Nabels eine Vene sichtbar, die, wie bei dem kranken Mangold, oberhalb des Nabels zum Vorschein kam, entsprechend der bei No. IV Taf. II, und rechts vom Nabel herunter zur Vena femoralis zog. Es handelte sich also um Ausdehnung der Venae epigastricae inferiores tegumentosae. Die Verbindungen nach der Achselhöhle hin waren nicht sichtbar. Nimmt man an, dass die im Pfortadersystem durch den Druck der Tumoren (die übrigens von aussen her deutlich an der Leber als grosse Höcker fühlbar waren) gestaute Blutmasse durch die Verbindungen der Parumbilicalvenen am Nabel mit den Burow'schen Venen und den Venae epigastricae inferiores profundae nicht genügenden Abfluss fand, so konnte es recht gut geschehen, dass sich nach Ueberwindung der Klappen am neutralen Mittelstück oder bei Defectwerden derselben, welches im hohen Alter häufig eintritt, der Strom in dem Mittelstück umwendete, um fernerhin unter den Hautdecken ungehinderten Abfluss nach der Vena femoralis zu finden.

XIII. Sehr deutlich sichtbare Bauchdeckenvenen (Kunad).

Ein 63 Jahre alter, sehr musculöser, völlig gesunder Zimmermann Kunad, der noch in voller Arbeit steht, wurde mir zugeführt, da seine auffallend dünne Haut bei sehr spärlichem Fettpolster nicht nur alle Muskelconturen, sondern auch die subcutanen Venen, in grosser Deutlichkeit erkennen liess. Man konnte gut sehen, dass die nur etwas dilatirten, aber am Bauche nicht varikösen Venen in ganz gleicher Weise angeordnet waren, wie die auf Tafel I und II abgebildeten, so dass der Mann sich ausnahm wie ein lebendes, blutreiches Injectionspräparat. Die Venae thoracico-epigastricae longae liessen sich in ihrer Gesammtlänge erkennen und zeigten eine Strömung, die vom neutralen Mittelstück sowohl nach aufwärts zur Achselhöhle, wie nach abwärts zum Schenkel ging. Die Venae epigastricae inferiores tegumentosae begannen neben dem Nabel sichtbar zu werden und führten neben den Venae thoracico-epigastricae longae, mit denen sie erst weit unten zusammenhingen, in die Venae saphenae, da,

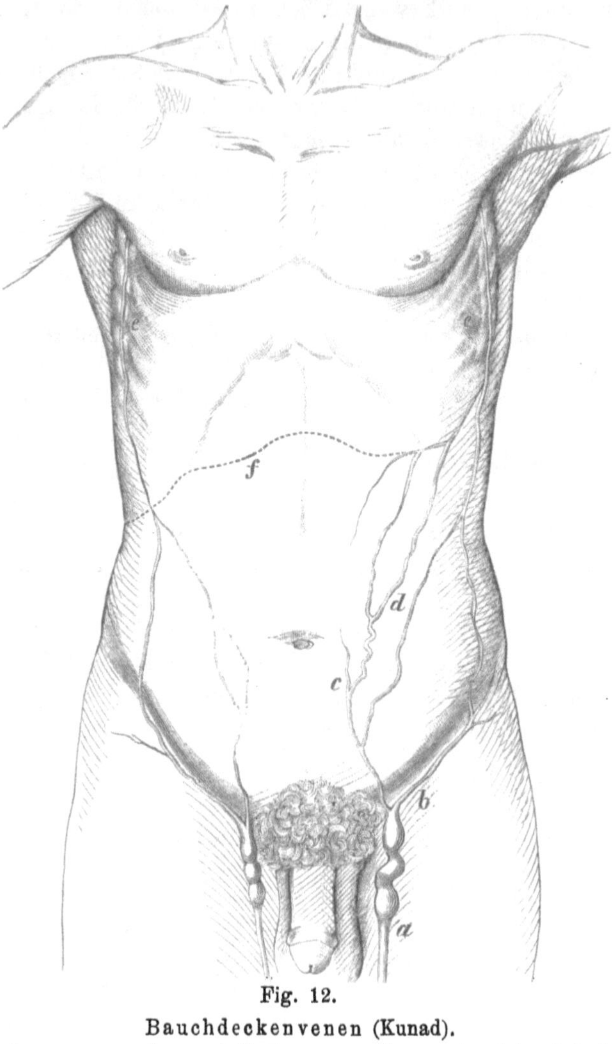

Fig. 12.

Bauchdeckenvenen (Kunad).

a Vena saphena magna sin. — *b* Varices. — *c* Vena epigastrica infenior teg. — *d e* Vena thoracico-epigastrica longa.

wo dieselben in die Schenkelvene einmünden. Die Vena saphena magna und parva waren an beiden Schenkeln stark varikös erweitert. Irgend welche Erkrankung oder Abnormität der Organe war sonst an dem Manne nicht nachzuweisen.

Die tiefen Venen der vorderen Rumpfwand, Venae intercostales, Venae mammariae internae, Venae epigastricae profundae.

Von den Venen, welche in den tiefen Schichten der vorderen Wand des Bauches und der Vorder- und Seitenwand des Thorax unter den subcutanen Gefässen liegen, sollen besonders die oben genannten Venen hier geschildert werden. Die Venen der Musculi pectoralis major, minor, serratus anticus major, latissimus dorsi, subscapularis, ebenso wie die in und zwischen den platten Banchmuskeln liegenden Anfänge der Venae lumbales würden zwar auch zu diesem System mit gehören, können aber hier nur eine nebensächliche Behandlung finden, da die Untersuchung derselben noch nicht abgeschlossen ist. Dasselbe gilt von den Venen, welche die Verbindung der subcutanen Venen mit der Pfortader und der Harnblase herstellen (Burow, Schiff). Auch sie sollen erst später eingehend behandelt werden.

A. Venae intercostales.

Die letzten und vollständigsten Angaben über die hier in Frage stehende Venengruppe geben die Werke von Henle (Gefässlehre II. Auflage 1876), Luschka (Anatomie der Brust des Menschen, Tübingen 1863, p. 206 u. ff.) und M. G. Breschet (Sur le système veineux). Nach dem Henle'schen Schema (a. a. O. p. 336. Fig. 136) münden die Intercostalvenen bis auf die vier letzten mit ihren vorderen Enden sämmtlich in den verticalen Canal der doppelt angelegten Venae mammariae internae. Die vier unteren zeigen freistehende, isolirte, vordere Enden, und deuten dadurch an, dass sie nur einen Abfluss nach der Wirbelsäule zu, in die Vena azygos und hemiazygos haben. Ein kurzer verticaler Verbindungscanal, der die Vena anonyma dextra mit den Venae intercostales dextrae nahe ihrem Vertebralrande verbindet, nimmt die zwei obersten Venae intercostales dextrae auf, während die der linken Seite in das Stück der Vena hemiazygos accessoria einmünden, welches sich mit der Vena anonyma sinistra verbindet. Die Vertebralenden der Intercostalvenen nehmen sämmtlich einen starken Ramus dorsalis auf, der das Blut von den inneren und äusseren venösen Spinalplexus führt. Diese Rami dorsales sind stärker als der Stamm, in den sie einmünden, und könnten demnach als Hauptstämme nicht als Aeste der Intercostalvenen bezeichnet werden. Nach Vereinigung mit dem Ramus dorsalis empfängt jede Vena intercostalis noch Aeste von der Vorderfläche der Wirbelkörper und Knochenvenen aus dem Inneren derselben. Die Mündungen der unteren Intercostalvenen in die Vena azygos und hemiazygos sind nach Henle nie oder nur ganz ausnahmsweise mit Klappen versehen, die Mündungen der oberen Intercostalvenen aber scheinen nach ihm öfter Klappen zu besitzen. Jede Intercostalvene begleitet einfach die Arterie an deren oberem Rande. Als Vena intercostalis suprema, S. 345 (a. a. O.), bezeichnet Henle eine Vene, die einfach mit dem vorderen oder intercostalem Ast der Arterie gleichen Namens verläuft, von der sie nur durch den Zusammenhang mit der Azygos und Hemiazygos abweicht.

Nach Luschka (a. a. O. S. 209 u. ff.) entsprechen die Intercostalvenen ihren Hauptästen nach den gleichnamigen Arterien. „Sie nehmen das Blut nicht allein aus den Weichtheilen der Intercostalräume und der nach aussen von diesen liegenden Musculatur auf, sondern auch aus den mächtigen Geflechten, welche die Aussenseite des Rückgrates umspinnen und den Wirbelcanal durchziehen“. Vena intercostalis suprema nennt Luschka eine Vene, welche, neben der gleichnamigen Arterie gelegen, das Blut aus den zwei bis drei oberen Intercostalräumen aufnimmt, und in die Vena anonyma leitet. „Die linke Vena intercostalis suprema zeigt meist ein anderes Verhalten als die rechte, sie tritt meist mit den folgenden vier Intercostalräumen zu einem Stämmchen der Hemiazygos superior zusammen, welches hinter der Aorta in die Azygos einmündet.“

„Die Venae intercostales inferiores bieten in ihrem gegenseitigen Verhalten einen häufigen Wechsel und in der Regel auch nicht auf beiden Seiten gleiche Anordnung dar. Die rechtsseitigen acht unteren senken sich gewöhnlich gesondert in die Azygos ein, während die übrigen meist zu einem gemeinsamen Stämmchen sich vorher vereinigt haben“.

Von denen der linken Seite gelangen nach Luschka meist die vier unteren in die Hemiazygos; die fünf oberen bilden mit der Intercostalis suprema einen gemeinsamen Stamm, die Hemiazygos superior. Die übrigen treten dann gesondert in die Azygos.

„Mögen die Intercostalvenen aber wie immer angeordnet sein, an jeder derselben hat man zwei Hauptäste, einen vorderen und einen hinteren Ast, zu unterscheiden. Der Ramus anterior, s. intercostalis ist bedeutend dünner als der dorsalis und nimmt das Blut hauptsächlich aus den Bestandtheilen des betreffenden Zwischenrippenraumes auf. Der Ramus dorsalis, welcher sich mit dem vorigen unter einem fast rechten Winkel zwischen je zwei Rippenwurzeln verbindet, ist kurz und dick. Er nimmt das Blut aus den Plexus vertebrales dorsales und den Sinus canalis vertebralis."

In diesen Angaben ist, soweit ich die Literatur übersehe, Alles enthalten was von den Intercostalvenen bekannt ist. Nach denselben verhalten sich die Intercostalvenen in ihrem Verlaufe und ihrer Verästelung im Wesentlichen wie die Intercostalarterien, die sie begleiten. Die Beschreibung, wie sie Arnold (Anatomie des Menschen, II. Bd. 1. Abtheilung. 1847. S. 591 u. ff.) gab, enthält schon viel von diesen späteren Publicationen.

Meine Befunde ergänzen und modificiren die bisherigen Anschauungen.

Nach meinen Untersuchungen bilden die Intercostalvenen etwa soweit wie die wahren Rippen reichen, bis zur sechsten, eventuell siebenten Intercostalvene, Venencirkel, oder Schaltstücke, welche ihren Inhalt sowohl nach den Venae mammariae internae, wie nach den Systemen der Azygos und Hemiazygos entleeren. Sie tragen an ihren Einmündungsstellen entgegengesetzt gerichtete Klappen, sind also nicht nur Aeste des Azygos- und Hemiazygossystems, sondern gehören auch zum Systeme der Mammariae internae. Sie hängen vielfach mit einander zusammen, und schicken von ihrem neutralen Mittelstücke aus Abflüsse nach der Vena axillaris.

Die Venen der Costae spuriae, soweit dieselben durch ihre Knorpelansätze aneinander gekoppelt sind, also etwa die 7., 8. und 9. Intercostalvene haben keine Abflüsse nach der Achselhöhle mehr, entleeren sich aber gleichfalls unter dem Einflusse der Klappen sowohl nach der Wirbelsäule als nach dem Sternum zu; ihre vorderen Abflüsse aber bilden paarige Sammelstämme, welche die Arteria musculophrenica zwischen sich fassen und zur Mammaria interna ziehen.

Die zwei bis drei untersten Intercostalvenen, den Costae fluctuantes entsprechend, haben keinen Abfluss nach vorn; es sieht aus, als ob durch die Bewegungen der vorderen frei beweglichen Rippenenden ihre Verbindungen daselbst abgerissen wären.

Die Caliber der Intercostalvenen nehmen von oben nach abwärts gleichmässig zu, von der ersten an bis zur zwölften.

Die Intercostalvenen entsprechen also in ihrer Form und Verbindung den Verhältnissen der Rippen, nur kommen Abweichungen der Zahl nach vor, so dass mitunter eine bis zwei Venen weiter nach abwärts noch Verbindungen mit der Achselhöhle oder mit den Venae mammariae internae zeigen können.

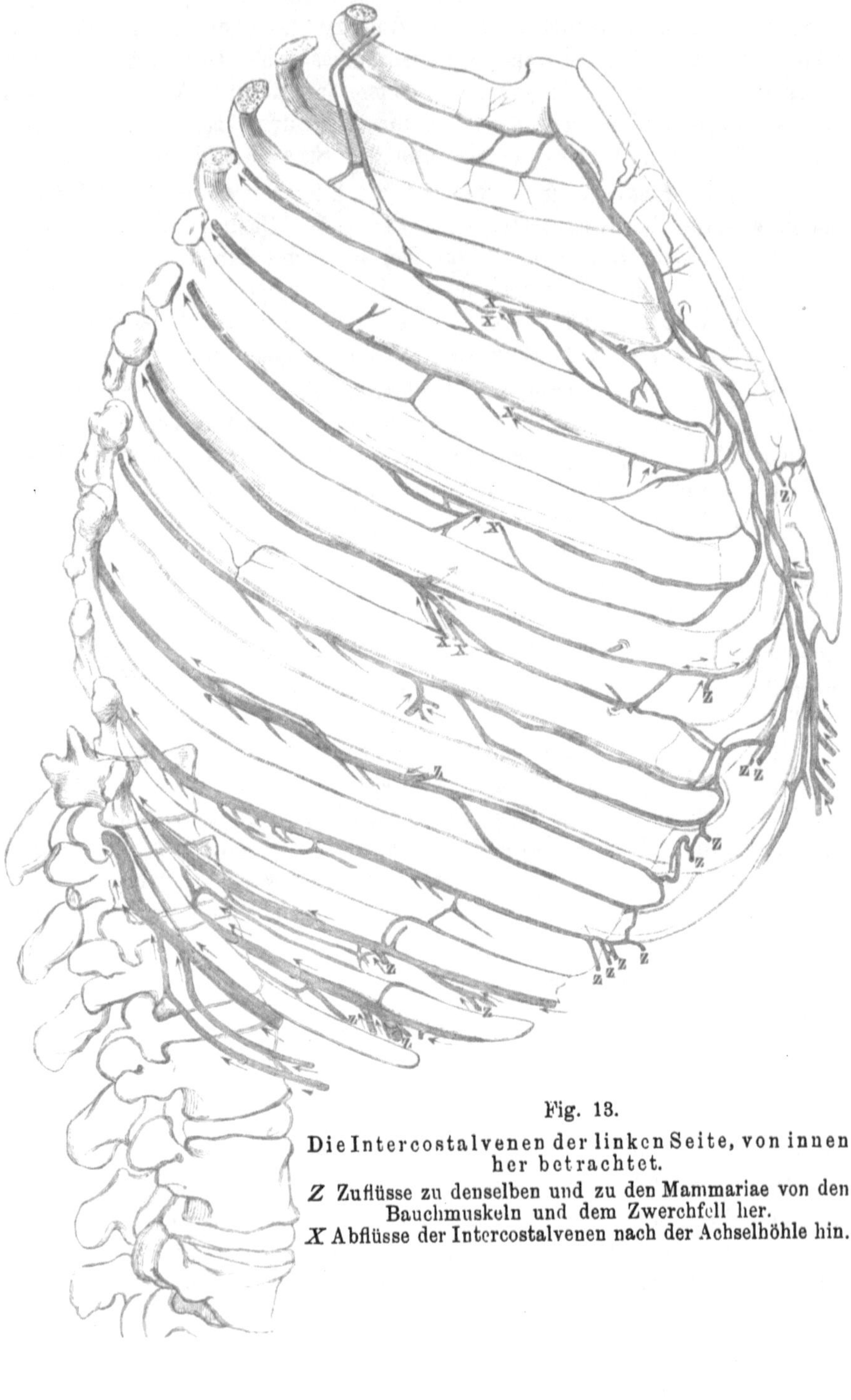

Fig. 13.

Die Intercostalvenen der linken Seite, von innen her betrachtet.

Z Zuflüsse zu denselben und zu den Mammariae von den Bauchmuskeln und dem Zwerchfell her.

X Abflüsse der Intercostalvenen nach der Achselhöhle hin.

Es folgt nun die genauere Beschreibung. Die Intercostalvenenstämme sind, wie auch angegeben wird, im wesentlichen einfach angelegt, nur zeigen sie wiederholt Spuren einer doppelten Anlage. Man findet hier und da spitzwinklig abgehende Aeste, welche bald wieder in den Hauptstamm zurückgehen und so eine langgezogene Masche bilden, die ein Stück der Arterie zwischen sich fasst.

Die queren Verbindungsvenen dagegen, die rechtwinklig über die Innenfläche der Rippen laufen, sind fast stets paarig angelegt, wie die Vena intercostalis suprema accessoria, welche, wenn sie vorhanden ist, zu beiden Seiten der gleichnamigen Arterie einen Theil des Blutes der oberen Intercostalräume zu der Vena subclavia führt.

Die Frage nach dem Auftreten der paarigen Venen und nach den Ursachen dieser Anlage lässt sich bis jetzt auch nach den Befunden am Thorax noch nicht beantworten. Wenn sich auch an den Extremitäten überall da, wo die Muskeln schützende Hohlräume bilden, wie im Lig. intermusculare internum des Oberschenkels, einfache Venenrohre finden, und zwischen den Muskeln, die bei ihrer Contraction die daselbst gelegenen Theile drücken, paarige Venen auftreten, so dass man auf die Meinung geführt wird, dass die Druckverhältnisse der Umgebung von bestimmenden Einfluss auf diese Bildung ist, so finden sich doch an anderen Körperstellen, da, wo man gleichen Druck erwarten sollte, bald paarige Venen bald einfache. In der Schädelhöhle sind die Venen des Hirnmantels einfach angelegt, die der Arteria meningea media entsprechenden Venen dagegen meistens doppelt. Aehnliches findet sich in der Thoraxwand. Die Intercostalvenen selbst sind im wesentlichen einfach, ihre quer über die Rippen laufenden Verbindungen meist doppelt angelegt, wie die Vena intercostalis suprema accessoria. Die regelmässig zur Anonyma und Azygos führende Vena intercostalis suprema ist wieder einfach.

Die Lage der Intercostalvenen zu den Arterien verhält sich so, wie wir es bei den Venen auch an anderen Stellen des Körpers wieder finden. Die Intercostalvenen liegen wie gedeckt und gegen von aussen kommenden Druck gesichert, zwischen Rippe und Arterie im Sulcus costalis, ähnlich wie wir an der Passage der Vena iliaca sehen, welche am Psoaswall gedeckt durch die darüber liegende Arteria iliaca die Beckenhöhle durchzieht. Die Hauptstämme der Intercostalvenen liegen am unteren Rande jeder Rippe, daneben die Arterie, weiter entfernt von der Rippe der Nerv. Während man an anderen Körperstellen die Venen in Begleitung der Nerven findet, liegt hier wie bei der Femoralis und der Subclavia, die Arterie dazwischen, so dass es aussieht, als ob das Venenblut den geschützten Winkel unter der Rippe förmlich aufgesucht hätte, oder als ob hier ein Ort des geringsten

Druckes das Venenblut angezogen und die Entstehung eines Gefässcanals begünstigt habe.

Am oberen Rande der Rippen findet sich auch je eine Vene, aber unbeständig in der Länge und von viel kleinerem Caliber als die am unteren Rande. Diese Stämmchen am oberen Rippenrande hängen vielfach mit den Stämmen im unteren Sulcus zusammen, und können mitunter auch so stark im Caliber werden, dass sie den Hauptstamm bilden.

So weit als die Rippen mit ihren vorderen knorpligen Enden directe Verbindungen mit dem Brustbeine eingehen, zeigen auch die Intercostalvenen Abzüge und Verbindungen mit den längs des Brustbeinrandes laufenden Venae mammariae internae. Sie bilden auf diese Weise quere Verbindungscanäle zwischen den verticalen Venenläufen an der vorderen und hinteren Körperwand, also keine eigentlichen Ramificationen, wie man sich dies gewöhnlich vorstellt.

Während aber die Venen der hinteren Körperwand, nämlich die Azygos mit der Hemiazygos propria s. accessoria s. superior (Arnold, a. a. O. S. 594, Luschka, a. a. O. S. 210) nur durch einen, zwei oder mehr Querläufe mit einander in Verbindung stehen, sind die Venae mammariae an der vorderen Thoraxwand durch querverlaufende Venen mit einander verbunden, die sich an jedem Thoraxsegment wiederholen; namentlich an der Vorderfläche des Sternum und besonders des Proc. xyphoideus sind sie stark ausgebildet.

Die von Luschka (a. a. O. S. 212) erwähnte Vena anastomotica transversa ist somit keine besondere Bildung, wenn sie auch vorwiegend stark ist, sondern nur eine Theilerscheinung des ganzen Systems querer Verbindungen, die sich regelmässig finden. Die Intercostalvenen bilden also geschlossene Ringe, oder Venencirkel, die nach verschiedenen Seiten hin ihren Inhalt entleeren können, je nachdem sich die Druckverhältnisse gestalten. Und zwar liegen an beiden Einmündungsstellen Ventile, die entgegengesetzt gerichtet sind, so dass nur nach der Azygos oder nach der Mammaria hin das Blut ausfliessen kann, aber nicht von der Mammaria zur Azygos, resp. Hemiazygos, oder umgekehrt zu fliessen vermag. Diese Klappen am Vertebralende liegen meist lateral von der Mündung der Rami dorsales, so dass man die letzteren und die Spinalplexus von der Azygos meist füllen kann, ohne die Intercostales selbst zu erreichen. Es sind dies ganz ähnliche Venenanlagen wie der Circulus venosus ischiadicus, und obturatorius am Oberschenkel, ferner wie der Sinus cavernosus in der Schädelhöhle, der sich sowohl nach der Gesichtsfläche hin, als auch nach dem Foramen jugulare entleeren kann, endlich wie die Venencirkel, die sich an den Venen der Bauchdecken, an den Venen der Hohlhand und des Hohlfusses finden.

Ausserdem aber besitzen alle Intercostalvenen bis herab zur sechsten, eventuell siebenten, ausnahmsweise selbst achten Rippe, seitliche Abflüsse von starkem Caliber nach der Achselhöhle, die sich schliesslich mit einander zu einem oder mehreren Stämmen vereinigen, ehe sie in die Vena axillaris einmünden. Die zahlreichen nach der Achselvene hinführenden Ventile in diesen Venen zeigen, dass es sich hier um Abflüsse aus der Brusthöhle handelt, dass also der Saugraum der Achsel bei gewissen Verhältnissen geringeren Druck haben muss, als die Thoraxhöhle.

Es scheint nicht zweifelhaft, dass man im Stande ist, durch gewisse Bewegungen des Armes den Saugapparat in der Achselhöhle so in Action zu setzen, dass das Blut der Intercostalvenen nach aussen geführt wird, man also blutentleerend auf die Brusthöhle, namentlich auch auf die Pleuren einwirkt, deren Venenästchen in die Intercostalvenen sich entleeren.

So weit als die Ränder des Latissimus dorsi und Pectoralis major deutlich vorspringen, so weit also das Sauggebiet der Achselhöhle reicht, finden sich regelmässig seitliche Abflussrohre an den Intercostalvenen angebracht. Die 7. 8. 9. 10. 11. 12. Intercostalvenen haben für gewöhnlich keine Abflüsse nach der Achselvene, wenigstens keine directen; sie können aber durch Querleitungen, die nach den oberen Intercostalvenen führen, gleichfalls indirect ihren Inhalt durch jene in die Achselhöhle mit entleeren.

Die 8. und 9. mitunter auch die 10. Intercostalvene, hängen durch paarige Stämme die in dem Falz des Zwerchfellmuskels am Rippenbogen liegen, mit den Mammariae internae zusammen; ihr Vertebralende mündet in die Azygos und Hemiazygos ein und ist vor dem Eintritt der Dorsaläste mit Klappen versehen.

Diese paarigen Sammelstämme der drei Intercostalvenen an den Costae spuriae, welche mit den oberen Rippen in fester Verbindung stehen, mögen Venae musculo-phrenicae heissen, da sie die gleichnamige Arterie zwischen sich fassen. Sie bilden mit der Vena epigastrica superior den Anfang der Mammaria interna und hängen mit den Zwerchfellvenen und auch mit den Venen der vorderen Bauchwand zusammen. Nur an den zwei, resp. drei unteren Rippen fehlen diese Verbindungen nach vorn, was wohl damit in Zusammenhang zu bringen ist, dass die unteren Rippen an ihren vorderen Enden nicht mit den übrigen Rippen verbunden sind, sondern durch die freie Lage ihrer Knorpel selbstständige Bewegungen machen und ihre Intercostalräume auch am vorderen Ende ziemlich beträchtlich vergrössern können. Dem entsprechend verhalten sich auch hier die Zwerchfellursprünge anders als an den nächst höheren mit einander verbundenen Rippenknorpeln. Sie bilden nicht eine so dichte zusammenhängende Muskelfleischlage, sondern beginnen kurz sehnig, so dass eine schräge Platte gebildet wird, von der die Fleischfasern entspringen, die sich bei den Bewegungen der Rippen faltet und spannt, und Bewegungen der vorderen Rippenenden in ziemlicher Breite gestattet.

Sie erhalten sehr mächtige Venenzuflüsse vom Zwerchfell und von den Muskelmassen der Bauchdecken, so dass sie trotz ihres kurzen Verlaufes ein sehr mächtiges Caliber erreichen. An den Einmündungsstellen dieser Aeste tragen die Intercostalvenen Klappen, welche ein Zurückstauen des Inhaltes nach dem Zwerchfell und den Bauchdecken zu unmöglich machen.

Ist die Annahme richtig, dass die Venenbildungen abhängig sind von den Druckverhältnissen der Umgebung, so musste sich auch erwarten lassen, dass die Fascien des Halses und die Schlüsselbeine mit ihren Muskeln einen saugenden Einfluss auf die Bildung der Venen an der oberen Thoraxapertur geltend machen. Dies bestätigt sich. An verschiedenen Stellen finden sich directe Abflüsse der oberen Intercostalvenen von ziemlichem Caliber nach den grossen Halsvenen, so dass das Bild der obersten Intercostalvenen dadurch ein sehr wechselndes wird. Diese relativ sehr kurzen Venen werden, wenn der Abzug nach der Mammaria zu stark ist, ein schwaches Vertebralende zeigen, und umgekehrt; sie können aber auch an einzelnen Strecken fadendünn werden, wenn die Abzüge nach den Venae anonymae event. subclaviae hin sich sehr stark ausgebildet haben.

Sehr bestimmt zeigen sich die Caliberverhältnisse an den Intercostalvenen. Entsprechend der Form des Kegelmantels, wie sie die Wandung des Truncus bildet, nehmen die Massen der musculösen Wandungen von oben nach abwärts zu. Ein gleiches Zunehmen des Calibers von oben nach unten zeigen die Venen. Die 12. Vena intercostalis hat demnach trotz ihres kurzen Verlaufes das grösste Caliber und führt also die grösste Menge Blut von allen Intercostalvenen der Vena cava durch die Azygos zu.

Um Missverständnisse in der Nomenclatur zu vermeiden, möchte ich die Vene, welche mitunter, namentlich auf der rechten Seite, ausser der Intercostalis suprema gefunden wird und dann quer über die oberen Rippen hinweg nach aufwärts zu der Vena subclavia zieht, als Vena intercostalis suprema accessoria bezeichnen. Sie ist in Fig. 13 zu sehen; sie umfasst mit doppelter Anlage die entsprechende Arterie. Man muss sie also trennen von der auf der rechten Seite regelmässigen Bildung eines venösen Sammelstammes, welcher die Vertebralenden der zwei bis drei obersten Intercostalvenen sammelt, und zur Azygos führt, oder zur Anonyma überleitet. Arnold (a. a. O. S. 591), Henle (a. a. O. S. 345), Luschka (a. a. O. S. 209).

Die verkleinerte Abbildung (Fig. 13 auf S. 54) zeigt die Intercostalvenen der linken Brustwand von innen aus betrachtet. Das Präparat wurde mit Injection einer Wachsmasse angefertigt und so hergestellt, dass eine Intercostalvene nach der anderen in ihrem neutralen Stück etwa in der Mitte ihres Verlaufes geöffnet und von da aus injicirt wurde. Dadurch gelang es alle Abflüsse nach der Achselhöhle, ebenso die nach aufwärts zur Subclavia, sowie die nach vorn zur Mammaria und nach hinten zur Azygos und Hemiazygos propria und accessoria zu füllen. Es gelang auf diese Weise besser die Venen zu füllen als von den Arterien aus, da durch die zahlreichen Venenbögen die von den Capillaren aus kommende Masse nicht successive den Veneninhalt vor sich herschieben und völlig austreiben kann, sondern oft von beiden Seiten kommend den vorhandenen Veneninhalt zwischen sich fasst und so viele Stellen unerfüllt lassen muss.

B. Venae mammariae internae.

Die Venae mammariae internae sind nach Luschka (a. a. O. p. 211 u. ff.) in ihrem unteren Abschnitte doppelt, in dem oberen einfach vorhanden. „Da, wo die Vene einfach ist, bald vom vierten, bald erst vom zweiten Intercostalraume bis zur Vena anonyma, in die sie führt, liegt sie medial neben der gleichnamigen Arterie. Nicht selten sendet sie eine starke, bis 4 ^{mm} dicke Vene vom ersten Intercostalraume aus über das Manubrium sterni hinweg nach aufwärts zur sogenannten Vena jugularis externa anterior. Den meisten Aesten der Arterie entsprechen Venen, meist doppelte, die auch an den bezüglichen Stellen in die Mammaria einmünden. Manche sind auch nur einfach vorhanden, wie z. B. viele Rami sternales und intercostales anteriores, so wie ohne Ausnahme ein starker, quer vor dem oberen Ende des Processus xyphoideus verlaufender Ast. Diese Vena anastomotica transversa des Brustbeines, die der dünnen Anastomose entspricht, welche die beiden Arteriae xiphoideae verbindet, hat für die bezüglichen Venen die gleiche Bedeutung.“ „An der Aussenseite des Manubrium sterni befindet sich ohne Ausnahme ein Venennetz, welches gewöhnlich mit einem stärkeren medialen, zwischen den einander zugekehrten Rändern der beiden grossen Brustmuskeln aufwärts steigenden Gefässe und mit zwei seitlichen, von der Aussenseite der Schlüsselbeine kommenden Zweigen in Verbindung steht. Das Netz befindet sich theils durch Rami perforantes mit der Mammaria interna in Communication, theils mit jener queren Anastomose, welche sich an das Lig. interclaviculare anschliesst und die verticalen Segmente der beiden sogenannten Venae jug. externae anteriores in Verbindung setzt.“

Die Lehrbücher von Rüdinger, Hyrtl, Henle, Arnold geben nicht mehr als Luschka. Die mir bekannte beste Abbildung der Venae mammariae internae findet sich in dem bekannten Atlas von Loder.

Ich habe den Angaben von Luschka nur wenig hinzuzufügen. Die Ergänzungen betreffen die Sternalvenen, wie schon oben erwähnt, und besonders die Zwerchfellvenen. Die Venae mammariae internae führen das

Blut aus den Provinzen ab, welche die gleichnamigen Arterien versorgen, vom Sternum, von den Intercostalräumen, vom Mediastinum, vom Zwerchfell, von der äusseren Brustwand und Bauchwand.

Sie entstehen durch den Zusammenfluss der doppelten Venae musculophrenicae mit den Venae epigastricae superiores am unteren Ende der Sternalränder und fassen im Gebiete des Musculus triangularis sterni die Arteria mammaria interna zwischen sich. So weit der Muskel reicht, sind sie doppelt, oberhalb desselben, in variabler Entfernung vom Muskel, vereinigen sie sich zu einem einfachen Stamme, der an der medialen Seite der Arterie nach aufwärts zieht, um sich für gewöhnlich in die Venae anonymae einzusenken. Sie sind ziemlich klappenreich, und zwar liegen die Klappen an den Einmündungsstellen der Aeste und führen nach aufwärts.

Die Venen auf der Innenseite des Sternum bilden Netze und entleeren sich in die Venae mammariae internae, ebenso die Venen auf der vorderen Seite des Sternum, welche unter den fibrösen Gewebszügen liegen, welche das Sternum bedecken und aus demselben förmlich herausgegraben werden müssen, wenn man sie sichtbar machen will. Sie bilden den Segmenten des Sternum entsprechend quere Verbindungscanäle, die nicht nur die Mammariae mit einander vereinigen, sondern auch unter einander zusammenhängen, so dass es hier und da zu förmlichen Netzbildungen kommt. Namentlich auf der vorderen Fläche des Manubrium sterni ist die Netzbildung stark ausgeprägt und sind die Abflüsse nach den Halsvenen deutlich erkennbar. Es kann vorkommen, dass einzelne der auf dem Sternum liegenden Venae transversae sehr schwach ausgebildet sind, so dass sie beim ersten Anblick zu fehlen scheinen. Vielleicht sind sie auch in einzelnen Fällen völlig eingegangen, wie dies in dem Präparate, das der Tafel IV zu Grunde lag, der Fall zu sein schien. In anderen Fällen zeigten sie sich deutlich und regelmässig an jedem Segment ausgebildet. Mitunter sind sie auch stellenweise besonders stark, wie dies die Abbildung am Proc. xyphoideus zeigt. Diese meine Darstellung stimmt mit den Angaben von Cruveilhier überein (Anatomie descriptive. Paris 1877. T. III. p. 207). Parmi les veines qui viennent s'ouvrir dans la mammaire interne, je mentionnerai les veines propres du sternum, qui forment un réseau veineux fort remarquable en avant et en arrière de l'os, autour de chaque pièce sternale; ce réseau veineux est situé entre l'os et le périoste (?).

Die Zuflüsse von den Intercostalvenen, Venae intercostales anteriores, sind regelmässig vorhanden, aber in der Stärke sehr wechselnd. Die am oberen Rande der Rippen vorhandenen Venen münden entweder direct, oder durch Vermittelung der Hauptvenen am unteren Rippenrande in die Mammariae ein. An den oberen falschen Rippen bilden diese Zuflüsse erst paarige Sammelstämme, den Arteriae musculophrenicae entsprechend; sie empfangen Zuflüsse von den Venen des Zwerchfells und liegen hart an den fleischigen Ursprüngen des Zwerchfells. Nur die letzten Intercostalvenen an den Costae fluctuantes haben keinen Abfluss zu dem System der Venae mammariae.

Mächtig dagegen sind die Zuflüsse von der vorderen Thoraxwand, den Rami perforantes der Arterien entsprechend. Der Strömung nach sollte man diese Aeste bei den Venen einführende nennen, da sie durch zahlreiche Klappen geschützt das Blut nur in den Thorax hereinzuführen vermögen. Ihre Stärke ist äusserst variabel. Meist ist aber entweder im ersten oder im zweiten Intercostalraum ein besonders starker Venenast gelegen, der das Blut zur Mammaria interna geleitet, während in den unteren Intercostalräumen diese Aeste, je weiter nach abwärts, immer schwächer werden.

C. Venae costoaxillares.

(Tafel III.)

Von den starken und regelmässig angelegten Venenstämmen, die vom ersten bis sechsten, eventuell siebenten Intercostalraum aus die Intercostalvenen mit der Achselvene verbinden und ihren Inhalt dorthin entleeren, habe ich nirgends eine Erwähnung gefunden. Ich kann mir das nur durch die Schwierigkeit ihrer Injection erklären. Sind sie nicht injicirt, so kann man sie bei der Dünnheit ihrer Wandungen nur sehr schwer erkennen und verfolgen. Es ist überraschend, wie an diesen Stellen das Bild sich ändert, je nachdem die Venen gefüllt oder leer sind. Man erwartet nicht dass selbst grosse Venen so dünn werden, nachdem sie ihren Inhalt verloren haben. Die dünnen, blassen zusammengefaltenen Gefässrohre verschwinden förmlich im umgebenden Bindegewebe.

Wie oben bemerkt, gehen nach der Achselhöhle von den oberen 6—7 Intercostalvenen Abzugswege aus dem Thorax heraus, welche die Bündel des M. serratus anticus major durchbrechen und sich zu mehreren Stämmchen vereinigen, ehe sie in die Vena axillaris eintreten. Auf diesem Wege vereinigen sich auch einige unter ihnen mit der von unten heraufziehenden Vena thoracico-epigastrica longa, welche in ihrem oberen Endstück auch als Vena thoracica longa bezeichnet wurde. Klappen sind in den Zweigen und in den Stämmen zahlreich angebracht. Dieselben führen sämmtlich nach der Axillaris hin, und sitzen meist an der Einmündungsstelle der Aeste. Es wird noch weiterer Untersuchung bedürfen, um die genaue Zahl der Klappen zu bestimmen, — da es nicht unmöglich ist, dass mehrere derselben bei der Abbildung übersehen wurden. Auch hier wurden nur die eingezeichnet, die sich bei der Injection deutlich nachweisen liessen.

Die Mächtigkeit der Saugpumpe, die in der Achselhöhle beim Erheben des Armes in Thätigkeit tritt, gebildet vornehmlich vom Humerus und den grossen Muskelwänden des Pectoralis und Latissimus dorsi, ist für die Bewegung des Veneninhaltes wie für die der Lymphe von gleichgrosser Bedeutung; dies zeigt sich an der Menge der eintretenden Venenstämme auf der Abbildung sehr deutlich.

Ausser diesen Venen, welche sich bei der Erhebung des Armes gleichmässig anspannen und bei der Senkung wieder erschlaffen, ein Vorgang, welcher, wie schon besprochen, die Fortbewegung des Inhaltes wesentlich mit befördert, vereinigen sich noch zahlreiche andere Venenstämme von den Muskeln kommend mit ihnen oder münden isolirt in die Vena axillaris ein, so dass eine sehr dichte Venenramification gebildet wird. Auch diese aus den Muskeln austretenden Venen, namentlich der starke Stamm der Subscapularis, tragen Klappen, die in gleichem Sinne gerichtet sind, wie die vom Thorax kommenden. Sie bilden öfters mit den Abzugswegen der Intercostalvenen zusammenhängende Bögen, wie dies auch an einem Beispiel die Abbildung zeigt.

D. Venae epigastricae superiores profundae.

Diese paarig angelegten Venen bilden mit den spitzwinklig dazu tretenden Venae musculo-phrenicae die Anfänge der Venae mammariae internae. Sie nehmen mehrere Venen auf, die von der Seite her vom Musc. transversus kommen. Unter diesen ist eine besonders stark, welche hart am Rande des Thorax läuft, und oft mit einer Intercostalis daselbst in Verbindung tritt. Das obere Stück der Epigastricae superiores liegt eingeklemmt zwischen Proc. xyphoideus und den daneben liegenden knorpligen Rippenbögen und tritt neben der Wurzel des Schwertknorpels in den Thorax ein. Das Verbindungsstück, welches sie mit den Venae epigastricae inferiores profundae vereinigt, ist sehr schwach und schwer zu präpariren, findet sich auch oft ziemlich weit von der Mittellinie entfernt. Die Venen selbst sind klappenreich, die Klappen führen nach aufwärts.

E. Venae epigastricae inferiores profundae.

Diese Venen, welche doppelt angelegt die gleichnamige Arterie begleiten, ergiessen sich in der Fossa ovalis entweder direct in die Vena femoralis, oder durch Vermittlung der Vena saphena magna nahe ihrer Einmündungsstelle. Sie laufen unten, in der Scheide des Rectus hinter dem Muskel, höher oben im Muskelfleisch selbst und hängen mit den Anfangsstücken der Mammariae internae zusammen, die als Venae epigastricae superiores prof. die gleichnamigen Arterien begleiten. Ihr neutrales Mittelstück liegt oberhalb des Nabels; von ihm aus kann das Blut sowohl nach aufwärts wie nach abwärts fliessen. Jenseits dieses Stückes liegen beiderseits entgegengesetzt gerichtete Klappen. Dies Venensystem bildet also bei normalen Verhältnissen keine Collateralbahn für die Vena cava, sondern einen Venenzirkel, der mit seinen Endbogen in die Venae femorales und Venae anonymae einsetzt. Das verbindende Mittelstück fand sich wiederholt so schwach entwickelt, dass es nur mit Mühe injicirt und zur Ansicht gebracht werden konnte, abweichend von der Abbildung von Nuhn, welcher auch keine Klappen angiebt.

Diese Venen führen hauptsächlich das Blut aus den Musculi recti abdominis, nehmen aber auch Venenäste auf aus den schiefen und dem queren Bauchmuskel; jedoch sind diese Abflüsse geringer als die zu den unteren Intercostalvenen.

Ausserdem aber haben sie Abflüsse, die auf dem Bauchfell nach abwärts zu den Venen der Harnblase führen, und unter dem Namen der Burow'schen Vene bekannt sind (vgl. Taf. IV). Sie hängen ferner mit den tegumentosen Venen am Nabel und mit den Parumbilicalvenen zusammen.

Die Verbindungen mit den tegumentosen Venen des Bauches sind ziemlich regelmässig, seitlich und etwas unterhalb des Nabels angelegt, und ziemlich stark im Kaliber, so dass die Injection der letzteren von aussen her sehr leicht die Venae epigastricae inf. prof. anfüllt. Sie bilden zusammen Venenzirkel, welche in weitem Bogen die nahe an einander liegenden Mündungen in der Vena femoralis mit einander verbinden. Das neutrale Mittelstück geht spitzwinklig über die Lücke in der Bauchaponeurose, welche den Nerven und Venen gemeinsame Passage gewährt, überdem Rectus hinweg.

F. Vena parumbilicalis xyphoidea.

Mit diesem Namen bezeichne ich einen, meines Wissens nach nicht beschriebenen, aus zwei Venen gebildeten Venenbogen, welcher die grössere Parumbilicalvene (Sappey, Luschka) mit der linkseitigen Vena epigastrica superior prof. in der Nähe des Schwertknorpels verbindet. Dieser Venenbogen geht oberhalb der von Richet beschriebenen Fascia transversalis umbilicalis aus der grösseren Parumbilicalvene neben der obliterirten Nabelvene ab, zieht zwischen den Blättern des Lig. suspensorium hepatis eine Strecke mit hinter der Rectusscheide nach aufwärts, durchbricht dieselbe hart neben der Mittellinie und gelangt nun hinter dem Muskelfleische des Rectus auf der Vorderseite der hinteren Wand seiner Scheide nahe am Processus xyphoideus in die linke Vena epigastrica sup. prof. Sie ist ein paariges, gut erkennbares und injicirbares Gefäss, welches demnach von dem Sinus Venae portae aus nach aufwärts bis zur Mammaria interna führt (Taf. IV). Durch die quere Verbindung vor dem Processus xyphoideus vermag sie das Blut der Pfortader nach den Mammariae internae beider Seiten zu entleeren.

Es sind, wenn auch nur wenige Klappen in ihr vorhanden, welche die Stromrichtung aufwärts führen. Diese Vene lässt sich nicht von der Epigastrica superior aus injiciren und muss für eine regelmässige Bildung angesehen werden, da sie sich wiederholt darstellen liess.

Auch wird von den Klinikern in den Fällen, wo pathologische Zustände eine Stauung im Pfortadergebiet erzeugen, erwähnt, dass die Entleerungen des Pfortaderblutes nach den Mammariae und Intercostales hin erfolgen können.

Ganz auffällig ist ihre Lage an der linken Seite. Ich behalte mir vor, später, wenn es sich um die Behandlung der Pfortader handelt, nochmals auf diese Vene zurückzukommen und namentlich auch ihre entwicklungsgeschichtliche Beziehung zu erörtern.

G. Die Burow'schen Venen.

Burow (Müller's Archiv 1838 S. 44 Taf. I) fand beim Foetus eine Vene, welche aus Aesten der beiden Venae epigastricae inferiores prof. gebildet wird, hinter dem Rectus zum Nabel aufsteigt, im weiteren Verlaufe der Vena umbilicalis, soweit dieselbe in der Bauchhöhle verläuft, eng anliegt und sich kurz vor ihrem Eintritt in die Leber in letztere ergiesst. In diese Vene, welche sich, wie ein umgekehrtes Y geformt, mit ihren zwei Schenkeln auf die Venae epigastricae inf. p. aufstüzt, mündet ein von unten her kommender unpaariger Stamm in der Gegend des Nabels ein. Derselbe zweigt sich ab von den venösen Vesicalgeflechten und steigt längs der Harnblase und dem Urachus herauf. An der Vereinigungsstelle mit dem Hauptstücke bildet er einen Plexus nach Art eines nicht völlig geschlossenen Venenringes an der Innenseite des Nabels.

Man findet beim Erwachsenen stets einen oder auch mehrere Venenstämmchen, die neben dem Urachusrest von der Blase zum Nabel hinter der Rectusscheide hinaufziehen und spitzwinklige Verbindungen mit den Venae epigastricae inferiores prof. unterhalb des Nabels zeigen.

In einem Falle, den ich bei der Zusammenstellung der Tafel IV mit benutzte, fand sich ein ziemlich starkes Venenstämmchen auf der linken Seite des obliterirten Urachus (im collabirten Zustande über 1 Millimeter breit). Das Stämmchen liess sich nur von oben nach abwärts injiciren, nicht umgekehrt, da sich in seinem Verlaufe mehrere nach abwärts führende Klappen vorfanden. Ebenso bildeten die Verbindungen mit den Venae epigastricae Abzüge nach abwärts, nicht Zuflüsse zum Nabel hin. Es zeigte sich aber auch auf der rechten Seite ein Venenstämmchen, so dass ich eine unpaare einzelne Medianvene im Burow'schen Sinne beim Erwachsenen nicht annehmen möchte. Meine Befunde stimmen vielmehr mit denen Bérauds

(Anatomie chirurgic. Taf. 52) überein, welcher ebenso wie ich unter den Fascienblättern, die jenseits der Linea semilunaris Donglasii das Rectusfleisch bedecken, also unmittelbar auf dem Peritoneum mehrere Venenreiserchen fand und beschrieb, die mit den Blasenvenen in Verbindung stehen. Ich konnte mich ferner bei wiederholter Präparation am Erwachsenen nicht von dem Vorhandensein eines geschlossenen Venenringes auf der Innenseite des Nabels überzeugen, so wie ihn Burow (a. a. O.) abbildet. Es laufen wohl die Fortsetzungen der Parumbilicalvenen bogenförmig um den Nabel auf dessen Innenseite herum, und bilden schwache Plexus, die mit den Venenstämmchen in Verbindung stehend, nach aussen durch die Rectusscheide zu den Venae epigastricae tegumentosae führen und nach abwärts zur Blase herabziehen, aber ein so einfacher geschlossener Ring, wie ihn Burow abbildet, ist mir beim Erwachsenen nie vorgekommen. Ich halte diese Venen für Abzugscanäle nach der Blase und zu den Venae iliacae von den Bauchdecken nicht immer von der Pfortader her; denn wiederholt habe ich Klappen gefunden, welche das Hinabfliessen der Injectionsflüssigkeit zur Blase vom Sinus venae portae aus hinderten. Jedoch scheint mir das Klappenverhältniss nicht constant zu sein.

Dagegen gelang es wiederholt, vom subcutanen Venennetz aus, allerdings nur in der unmittelbarsten Nähe des Nabels, nach einwärts diese Burow'schen Venen zu füllen, ebenso wie die Sappey-Luschka'schen Venae parumbilicales.

H. Venae parumbilicales.

Die Venae parumbilicales sind von Sappey (Bulletin de l'Acad. de Méd. 1859. T. 24) beschrieben worden. Sie werden an dieser Stelle nur erwähnt, da ihre eingehende Behandlung erst später in Zusammenhang mit der Pfortader erfolgen soll. Sie bilden in dem Richet'schen Nabelcanal, (siehe oben) zwischen der Linea alba und der Fascia transversalis umbilicalis in der Mittellinie gelegen, ein Bündel von 4—5 kleinen Venen, die mitunter mit den Burow'schen Venen und den Epigastricae inferiores prof. aber auch durch kleine Anastomosen mit den tegumentosen Venen zusammenhängen. Letztere können bei der Ausbildung der Caput Medusae eine gewaltige Erweiterung erfahren. Die Strömung in ihnen geht für gewöhnlich von aussen nach innen. Unter ihnen pflegt eine sich durch ihre Grösse besonders auszuzeichnen. Sie führt in das Pfortadersystem der Leber und hängt durch die Vena parumbilicalis xyphoidea mit der linken Vena epigastrica superior zusammen. In ihr finden sich Klappen, die nach der Leber gerichtet sind. Ihr Verhältniss zur Leber ist noch zu untersuchen, es scheint mir als ob diese Vene für gewöhnlich weder direct in den Sinus der Pfortader, noch in die Nabelvene einmündet. Nur einmal konnte ich eine solche Mündung in die letztere constatiren.

Nach Luschka (Die Anatomie des menschlichen Bauches. Tübingen 1863 p. 340) geht die Vena parumbilicalis meist in einige ungleich grosse Zweige gespalten, innerhalb der linken vorderen Längsfurche der Leber mehrfache Anastomosen mit der Pfortader ein.

Anhang.

Musc. transversus abdominis.

(Tafel IV.)

Der Musculus transversus abdominis, der auf der Tafel die Grundlage der Abdominalgegend bildet, auf welcher die tiefen epigastrischen Venen zu liegen kommen, zeigt Verhältnisse in der unteren Parthie seiner Aponeurose, welche zwar schon im Einzelnen von Hesselbach, Luschka und Henle erkannt und beschrieben wurden, aber doch noch nicht im völligen Zusammenhange allgemein angenommen worden sind, so dass es gerechtfertigt erscheint, dieselben, wie ich sie durch erneute Untersuchung in Verbindung mit Herrn Dr. Nahmacher feststellte, hier wiederzugeben. Die Beschreibung dieses Muskels mit seinen vorderen Ansätzen mag hier im Anschluss an die Darstellung der Venen einen Platz finden, da sonst die Zeichnung auf der Tafel IV unverständlich sein würde.

Nach den Darstellungen wie sie Bourgery in seinem bekannten grossen Atlas und Hyrtl (Lehrbuch der Anatomie 1875, XIII. Aufl. S. 422; Topographische Anatomie. 1882. 7. Aufl. I, S. 737) giebt, theilt sich die Sehnenplatte des Transversus in einen grösseren oberen und kleineren unteren Abschnitt. Der obere Abschnitt endet nach unten in der Linea semilunaris Douglasii abwärts vom Nabel, und bildet verwachsen mit einer Sehnenplatte des M. obliquus internus, das hintere Blatt der Rectusscheide. Der kleinere untere Abschnitt der Transversussehne zieht vor dem Rectus abdominis zur Linea alba und hängt daselbst innig mit den Sehnenplatten des Obliquus internus und externus zusammen. Letzteres Stück ist bei der Präparation entfernt worden, wie dies auch die Reste der Sehnenfasern auf der Zeichnung andeuten. An der Bildung der Linea alba abdominis nimmt die Sehne des Transversus in beiden Abschnitten mit Theil. Die Linea alba zeigt oberhalb des Nabels eine Breite von mehreren Centimetern, verschmälert sich aber unterhalb des Nabels alsbald so bedeutend, dass nur ein schmaler sehniger Saum übrigbleibt, der zum Adminiculum lineae albae herabzieht, und dadurch Verbindung mit der Symphysis oss. pubis gewinnt. Die Breite der Linea alba oberhalb des Nabels kann beträchtlich variiren, wird übrigens auch von verschiedenen Autoren verschieden gross angegeben. Henle (Muskellehre II. Aufl. 1871 S. 53) bestimmt sie auf 4—7 ^{mm}, während Richet (Anat. chirurgic. Paris 1877 p. 739 5e édition.) 2—3 ^{cm} dafür angiebt.

Schneidet man, in der Medianebene sich haltend, die Linea alba vom Nabel aus nach aufwärts in einer Länge von etwa 4—6 ^{cm} ein, so kommt man in den Canalis umbilicalis, wie ihn Richet in seiner Anatomie chirurg. p. 744 u. ff. genau beschrieben und abgebildet hat. Der Canal bildet die Passage für die Nabelvene, aber nicht nur für diese, wie Richet angiebt, sondern auch für das ganze Bündel von venösen Gefässen, die ich mit dem Namen der Venae parumbilicales (Sappey) zusammenfasse. Er wird gebildet von der Linea alba selbst, die seine vordere Wand ausmacht (dieselbe ist im Präparate, nach welchem die Abbildung angefertigt wurde, hinweggenommen worden); und wird nach hinten gegen das Peritoneum abgegrenzt durch die queren fibrösen Faserzüge der Transversussehne, welche Richet Fascia transversalis umbilicalis nennt; sie bilden die hintere Wand des Canales und sind auf der Abbildung zur Anschauung gekommen. In dieser vom fibrösen Gewebe der Bauchmuskelaponeurose gebildeten Passage laufen die Venen des Nabelstranges genau in der Mittellinie nach aufwärts, können auch weiter oben noch zwischen den Blättern des Peritoneum, welche das Lig. suspensorium hepatis bilden, ein Stück weit von aussen her freigelegt und verfolgt werden bis sie unter dem scharfen Leberrand verschwinden. Erst von da ab wenden sie sich nach rechts hin zur Porta hepatis. Nach diesen Verhältnissen ist die Sectionstechnik der Venenuntersuchung bei Lebercirrhose, Caput Medusae u. s. w. einzurichten. Bei der Annahme einer Theilung der Transversussehne in eine obere und untere Platte ist es aber nicht verständlich, wie die Bogenkrümmung der Linea semilunaris Douglasii zu Stande kommen soll; auch selbst bei der Darstellung nicht, wie sie Hyrtl (Notiz über das Cavum praeperitonaeale Retzii. Wien 1858) und Retzius selbst geben, wonach die Douglas'sche Linie nicht das freie Ende der Sehne darstellt, sondern durch Fascien fortgesetzt und nach abwärts befestigt wird, zur Herstellung eines Hohlraums für die bei ihrer Füllung aufsteigende Harnblase (Cavum vesicae praeperitoneale). Hyrtl spricht auch nur von einem Querschnitt (Hyrtl, Anatomie. 1875, XIII. Aufl. S. 422), und ebenso bildet Bourgery (Traité complet de l'Anatomie. Paris 1831. Atlas Tom. II. Pl. 72. 75) einen gestreckten, quer verlaufenden Spalt ab. Nun ist aber ein Bogen wirklich vorhanden, dessen laterale Enden steil nach abwärts verlaufen, wie jedes Präparat der Linea Douglasii zeigt. Man findet nie einen quer gerichteten Schlitz. Auch Hyrtl bildet bei Besprechung der Retzius'-

schen Blasenpforte einen stark gekrümmten Bogen ab, ebenso findet sich ein solcher dargestellt in den Abbildungen von Henle und Luschka.

Es muss also ein Zug nach abwärts vorhanden sein, der diese Bogenkrümmung an der Transversussehne hervorbringt, d. h. es muss die Transversussehne nicht nur in querer Richtung an der Linea alba, sondern auch nach abwärts am Schambeine ihre Befestigung finden. Und zwar müssen diese Befestigungen an den Enden der Bögen ansetzen, welche die Linea semilunaris Douglasii bilden. Das ist die erste Forderung auf die hin ich die Untersuchung richtete; — sie brachte Resultate, die im wesentlichen mit einzelnen Angaben von Hesselbach, Luschka und Henle übereinstimmen.

Eine zweite eng damit zusammenhängende Forderung stellt sich heraus bei der Betrachtung der hinteren Wand des Inguinalcanales und dessen Abdominalöffnung. Nimmt man an, wie es noch in manchen Anatomieen gelehrt wird, z. B. von Hyrtl, Topogr. Anat. I. 851 u. ff., dass nur die Fascia transversa die hintere Wand bilde und den Eingang begrenze, so ist bei den noch jetzt herrschenden, unklaren und vielfach sich widersprechenden Begriffen von den anatomischen Eigenschaften einer Fascie nicht verständlich, wie das feste Widerlager zu Stande kommen soll, welches dem Zuge des Hodens nach abwärte Widerstand leisten und das Vas deferens in seiner spitzwinkligen Knickung erhalten kann. Wäre es nur die Fascia transversa, die sich nach Nuhn und Henle (a. a. O. S. 74) als Processus vaginalis wie eine Röhre in den Inguinalcanal fortsetzt, die den Pfeiler am Inguinaleingange bildet, so müsste regelmässig unter dem Zuge des Hodens eine Ausgleichung und Geraderichtung des Inguinalcanales allmählig zu Stande kommen, wie dies pathologisch durch die Last grösserer Inguinalhernien geschieht, welche die ganze Länge des Inguinalcanales neben dem Vas deferens passiren. Es muss also ein Widerlager, ein resistenter Pfeiler an der Abdominalöffnung des Inguinalcanales vorhanden sein. Diese Bildung findet sich denn auch und ist gegeben in einem starken fibrösen Faserzuge, welcher vom lateralen Schenkel der Douglas'schen Bogenlinie herunterzieht, ihn mit dem Lig. Poupartii und mit dem horizontalen Schambeinaste verbindet und mit der Fascia iliopectinea an der Tuberositas iliopectinea zusammenhängt. Dieser Faserzug, bei verschiedenen Individuen verschieden stark angelegt, ist also, was bisher noch nicht ausdrücklich betont wurde, ein Theil der Sehne des Musc. transversus, die dadurch eine Befestigung am Beckenringe erhält, oder ist, wenn man will, ein fibröses Band, das mit der Transversussehne zusammenhängt. Er bekommt eine Verstärkung durch den von Luschka, Anatomie des Bauches S. 63, erwähnten Musc. puborectalis. Dadurch wird also der Pfeiler gebildet, der den Eingang des Inguinalcanales medianwärts sichert. Durch die Befestigung an die Fasern des Lig. Poupartii und am Beckenring wird ihm die sichelförmige Gestalt gegeben, welche wie ein C die Abdominalöffnung des Inguinalcanales markirt. Es ist das Stück, welches schon Hesselbach richtig abgebildet und als Lig. inguinale internum bezeichnete, und welches Henle dann als medialen Schenkel dieses Bandes aufführte. Es mag dieses Band sammt dem Muskel, also der mediale Schenkel des Lig. inguinale internum, als Hesselbach'sches Band bezeichnet werden, da man ja auch von einem Ligamentum Poupartii, Collesii, Gimbernati spricht; denn Hesselbach war meines Wissens der Erste, der den dort liegenden fibrösen Streifen gut abbildete. Ausserdem findet aber noch eine zweite Befestigung des äusseren Schenkels der Douglas'schen halbmondförmigen Linie nach abwärts durch einen Bandstreifen (Henle Fig. 21, Muskellehre S. 54) statt, welcher neben der Sehne des M. rectus abdom. eng damit zusammenhängend herabzieht. Dieser Streifen mag Henle'sches Band genannt werden, weil Henle meines Wissens zuerst auf ihn aufmerksam gemacht hat. Er sagt (Muskellehre S. 71): „Unten, dicht über dem Becken, verwachsen die Sehnenfasern des Transversus mit dem lateralen Rande der Sehne des Rectus."

Zwischen beiden Bändern, die also mit der Transversussehne zusammenhängen und zu derselben gehören, und die von der darüber hinwegziehenden Fascia transversa zu trennen sind, liegt eine dünne Stelle, der mittleren Inguinalgrube entsprechend. An dieser dünnen Stelle ist die fibröse Sehnenplatte sehr schwach, so dass hier Hernien, und zwar die Herniae inguinales internae, leichter durchbrechen können, um dann direct in den davor liegenden Inguinalausgang zu gelangen.

Wenn diese Lücke gross und das Gewebe dünn, und die begrenzenden Bänder, wie dies mitunter der Fall ist, schwach angelegt sind, dann ist Disposition zur Hernia inguinalis interna vorhanden. Die Lücke selbst ist stets vorhanden, aber von variabler Grösse, wie auch die Disposition zur Entstehung von Hernien ja individuell verschieden ist. Nie fand ich sie so geschlossen, wie Henle es abbildet und angiebt. Wenn es also die Transversussehne ist, die mit ihren an den vorderen Beckenrand gehenden Ausläufern, dem Henle'schen und Hesselbach'schen Bande, die Hauptgrundlage für den Aufbau der hinteren Wand des Inguinalcanales bildet, so liegt auch in der Anlage dieses Bauchmuskels und in seiner Action die verschiedene Disposition zur Entstehung von Inguinalhernien begründet.

Von dem Hesselbach'schen Bande (der laterale Schenkel des Lig. inguinale internum, Henle) zieht ein starker fibröser Ausläufer nach auswärts, tritt in feste Verbindung mit dem umgerollten Theil der Sehne des Obliquus externus, vermittelt also die Befestigung des Hesselbach'schen Bandes am Lig. Poupartii und der Fascia iliaca bis zum Darmbeinkamm hin. Auch diese Bildung ist auf der Tafel mit zur Anschauung gebracht.

Es sind das die festen fibrösen Stränge, welche mit der Fascia iliaca innig zusammenhängen und dem Operateur ins Auge fallen, wenn er die Arteria iliaca externa aufsuchen und unterbinden will. Sie müssen sehr sorgfältig mit dem Messer abgetrennt werden, sonst geräth man leicht unter die Fascia iliaca und wühlt im Muskelfleische des Musc. iliacus herum, ohne die Arterie zu finden. Der Samenstrang ist beim Präparate bis auf ein Stück des Vas deferens hinweggenommen worden.

Erklärung der Tafeln.

Tafel I und II.

Vgl. S. 14 u. ff.

Die Tafeln zeigen die subkutanen Venen der vorderen Rumpfwand. Die Zeichnung wurde nach einem Präparate angefertigt, nicht nach mehreren zusammengestellt. Die römischen Ziffern I, II, III, IV, V bezeichnen die Stellen, an denen die subkutanen Bauchdeckenvenen in die Tiefe treten. Bei I, II, III gehen Venen durch die Aponeurose und den Rectus hindurch zu den Venae epigastricae inferiores profundae Bei II oberhalb des Nabels und bei IV in der Medianlinie sind Venenverbindungen sichtbar, die zu den Venae parumbilicales neben der obliterirten Nabelvene führten. Bei IV, links, neben der Mittellinie, führte eine Vene zur Vena epigastrica superior profunda. Ausserdem sind noch eine weitere Anzahl Venen, die in die Tiefe führen, sichtbar, aber ohne Bezeichnung gelassen worden. V. Vena mediana xyphoidea tegumentosa. VI. Vena saphena magna. VII. Vena femoralis. VIII. IX. Vena epigastrica inferior tegumentosa.

1. 1. Venen zum Ramus perforans primus und dadurch zur Vena mammaria interna dextra führend.

2. 3. 4. Venen, welche zum Ramus perforans secundus, tertius und quartus der Mammaria interna dextra führen.

5. 5. Verbindungen mit den Intercostalvenen. Die mediale führt in den Thorax hinein, die laterale heraus.

6. Verbindungen zu dem Ramus perforans primus der Vena mammaria interna sinistra und zur Vena subclavia rinistra.

7. Vene, die zum Ramus perforans secundus der Vena mammaria interna sinistra führte.

8. Vene, die zum Ramus perforans quartus der Vena mammaria interna sinistra führte.

9. 9. Vena thoracico-epigastrica longa teg. dextra et sinistra.

10. 10. 10. Zuflüsse zu diesen Venen von den Intercostalvenen her.

11. Zuflüsse von den Subscapularvenen.

12. Vene, die zur Vena cephalica sinistra führte.

13. Vena subclavia sinistra.

14. 14. Circulus venosus Halleri.

Tafel III.

Vgl. S. 57, 61 und 62.

Die vorliegende Tafel zeigt die linke Achselhöhle eines Mannes mit den daselbst gelegenen Venen. Die Zeichnung wurde nach einem dafür besonders hergestellten Präparat angefertigt.

1. Vena axillaris.

2. 3. 4. 5. 6. Zuflüsse zur Achselvene von den Intercostalvenen her, Venae costo-axillares.

7. Vena subscapularis.

8. 9. 10. Muskelvenen.

11. Vena thoracico-epigastrica longa tegumentosa.

12. Musc. biceps.

13. Musc. coracobrachialis.

14. Musc. latissimus dorsi.

15. Musc. teres major.

16. Musc. obliquus abd. externus.

17. Musc. serratus anticus major.

18. Musc. pectoralis major.

19. Musc. pectoralis minor.

Tafel IV.

Vgl. S. 51 u. ff.

Die Zeichnung zur vorliegenden Tafel wurde nach verschiedenen Präparaten zusammengestellt, da es nicht möglich war, das Präparat, welches Tafel I und II zu Grunde liegt, hierzu zu verwenden.

1. 1. Arteria und Vena femoralis.

2. 2. Arteria und Vena epigastrica inferior profunda.
Die Gefässe sind auf der rechten Seite zu gross gezeichnet worden.

3. 3. Vas deferens.

4. Burow'sche Vene.

5. 5. Ligamenta vesicae lateralia.

6. 6. Circulus venosus epigastricus.

7. Nabel.

8. Venae parumbilicales (Sappey, Luschka).

9. Obliterirte Nabelvene, lig. hepatis teres.

10. Vena parumbilicalis xyphoidea.

11. 11. Vena epigastrica superior profunda.

12. Vena anastomotica transversa xyphoidea (Luschka).

13. 13. 13. 13. Venae anastomoticae transversae sterni.

14. Vena mammaria interna.

15. 15. 15. 15. Rami perforantes.

16. 16. 16. 16. 16. 16. 16. Venae costo-axillares.

17. 17. Vena axillaris.

18. 18. Vena cephalica.

19. 19. Vena thoracico-epigastrica longa teg.

a. Linea alba.

b. Fascia transversalis umbilicalis, Richet (Canalis umbilicalis).

c. c. Lineae semilunares Douglasii.

d. d. Hesselbach'sches Band mit Musc. puborectalis (Luschka). (Medialer Schenkel des Lig. inguinale int.)

e. e. Musc. transversus.

f. f. Musc. pyramidalis.

Druck von Metzger & Wittig in Leipzig.

www.ingramcontent.com/pod-product-compliance
Lightning Source LLC
LaVergne TN
LVHW091730021026
849161LV00003BB/528